重要事項をねこそぎ check!

事例問題から学ぶ

看護疫学・保健統計学

安武 繁
YASUTAKE, Shigeru

医歯薬出版株式会社

This book was originally published in Japanese
under the title of :

Jireimondai-kara Manabu
Kangoekigaku/Hokentokeigaku
Juyojiko-wo Nekosogi check!

(The essentials of nursing epidemiology and health statistics based on case studies)

Editor :

Yasutake, Shigeru
   Professor, Faculty of Health and Welfare, Prefectural University of Hiroshima

© 2016 1st ed.

ISHIYAKU PUBLISHERS, INC.
   7-10, Honkomagome 1 chome, Bunkyo-ku,
   Tokyo 113-8612, Japan

私は看護学生を対象とした疫学・保健統計学の講義をしています．その経験から，初めから公式を丸覚えして計算するだけの学習法では，疫学・保健統計学は，学生にとって大変馴染みにくい科目になってしまうと懸念しています．付け焼き刃的な学習法では，試験が終わったらすぐ忘れてしまい，将来の仕事で何の役に立つのか，よくわかりません．したがって，積極的に学習しようとする動機を見出すことができなくなってしまいます．

　本書では，単に疫学統計指標を算出するだけではなく，その疫学的意義，算出した結果を具体的にどう予防対策に生かすかまで考えてもらいたいという観点から，看護学生として学習すべき疫学・保健統計学の重要事項を中心に，本質をとらえる理論的な解説を心がけました．

　本書の執筆にあたり，特に以下の3点に留意しました．

1）具体的な事例問題から学ぶ

　予防医学・公衆衛生学や保健政策行政論と関連した具体的な事例問題を題材とすることによって，疫学・保健統計学の学習に興味を持って取り組めるようにしました．予防医学・公衆衛生学や保健政策行政論の内容への理解もさらに深まってくることを期待しています．

　臨床の看護師は患者さんにスクリーニング検査結果について説明する場面があります．公衆衛生看護では生活習慣病予防のためにリスクファクターについて保健指導を行う場面があります．疫学・統計学のエッセンスをしっかり理解していると，そういった場面で患者さんや対象住民の方に自分の言葉でわかりやすく説明することができます．

2）基本的な重要事項を整理する

　疫学・保健統計学の学習では，シンプルで典型的な良問を自分でじっくりと考えて解き，そこから重要なエッセンスを学び，重要事項を整理して覚えるようにすることが最も効果的です．

　特に理解と暗記が比較的むずかしい寄与危険度関連の算出に関する項目，スクリーニング検査に関する項目，ワクチン投与の効果に関する項目などについては，基本情報と1つの正方形の図で理解できるよう説明を工夫しました．

3）数学の確率論と結びつける

　高校数学や教養基礎数学の確率論をベースにして，疫学・統計学の内容を体系的に理解できるように，第IV部として「基礎数学のコーナー」を特別に設けました．ここでは，確率論，微分方程式の基礎について疫学・保健統計学と関連付け，わかりやすく解説しました．"格調高い"数学の学習を楽しんでください．

本書での学習をきっかけとして，教養基礎数学を自主的に生き生きと学習することを望んでいます．看護専門科目と連携した教養数理科目を学習することは，保健指導力や医療安全の向上に繋がると確信しています．

　本書で掲げた事例問題は，参考文献で示したように，疫学・保健統計学の専門書，医師国家試験の過去問，医療系大学入試の過去問などを参考にして，その内容を一部改変して作成しました．また，疫学・保健統計学の重要事項を整理するために，参考文献で示した多くの図書を参考にしました．ここに深く感謝申し上げます．

　本書の事例問題で示したデータなどはすべて学習用の架空のものです．実際に疫学・保健統計学を活用した保健医療活動を行うにあたっては，厚生労働省や都道府県・市町村の各自治体の公式ホームページ，最新の保健医療に関する知見，診断ガイドライン，保健指導ガイドラインなどを確認し，担当医師と十分に協働して行ってください．

　本書の出版に至るまでご助言をいただき大変お世話になった医歯薬出版株式会社に厚く御礼申し上げます．

2016年12月
県立広島大学保健福祉学部教授
広島大学医学部客員教授
安武　繁

目次

序..iii

第 I 部 リスク評価と予防対策 1

第 1 章 生活習慣病予防対策の評価 2

事例問題 ❶ 禁煙教育の効果を評価する 2

- **Q1** 喫煙に関連した相対危険度を求める 5
  相対危険度
- **Q2** 喫煙に関連した寄与危険度，寄与危険割合を求める 7
  寄与危険度／寄与危険割合
- **Q3** 喫煙に関連した集団寄与危険度，集団寄与危険割合を求める 10
  集団寄与危険度／集団寄与危険割合

第 2 章 遡り調査による原因の推定 16

事例問題 ❷ 食中毒の原因を推定する 16

- **Q1** "記述疫学の3要素"の図からわかること 19
  発症者の時系列分布の見方
- **Q2** オッズ比を求める 20
  症例対照研究（ケース・コントロール研究）ではオッズ比を用いる／
  オッズ比／マスターテーブル法
- **Q3** 疫学調査の考え方 23
- **Q4** 疫学調査の判断 24
- **Q5** 集団食中毒の考え方 24
- **Q6** オッズ比による原因食品の推定 25

第 3 章 感染症予防対策の評価 26

事例問題 ❸ インフルエンザ予防ワクチンの効果を評価する 26

- **Q1** 絶対危険度減少率を求める 27
  絶対危険度減少率
- **Q2** 治療必要数を求める 29
- **Q3** 絶対危険度減少率と治療必要数の解釈 29
- **Q4** 介入研究について 30

第Ⅱ部 スクリーニング検査による判定と保健指導のあり方 31

第4章 スクリーニング検査結果の評価と保健指導 32

事例問題 4-1 潜在性結核感染症における保健指導を考える 32

- **Q1** 感度，特異度，有病率から"基本となる2×2分割表"を完成させる 35
  "基本となる2×2分割表"の作成／有病率（検査前確率）／感度／特異度／集団全体と有病率，感度，特異度の関係を図示すると……／陽性反応的中度（検査後確率）／陰性反応的中度／陽性尤度比／陽性尤度比の意義／オッズの概念／検査前オッズ，検査後オッズと陽性尤度比との関係
- **Q2** 集団Bについて 46
- **Q3** 有病率（検査前確率）と陽性反応的中度（検査後確率），陰性反応的中度との関係 47
  有病率と陽性反応的中度，陰性反応的中度との関係
- **Q4** 保健指導で留意すべき事項 49
  スクリーニング検査で避けられない"2種類の誤り"

事例問題 4-2 HIV抗体検査における保健指導を考える 51

- **Q1** HIV感染の有無とスクリーニング検査の結果との関係 51
- **Q2** HIV抗体スクリーニング検査の結果を告知する際の保健指導の留意点 52

第5章 判別基準値の設定と財政負担 54

事例問題 5 スクリーニング検査の効率を高める方法を検討する 54

- **Q1** 判別基準値を11と設定したときの感度，特異度 59
- **Q2** 判別基準値を14と設定したときの感度，特異度 61
- **Q3** 判別基準値を12，13と設定したときの感度，特異度 61
- **Q4** 判別基準値の設定による感度と特異度の関係 62
- **Q5** スクリーニング検査結果に対する保健指導のあり方 63
- **Q6** 感度，特異度の条件による判別基準値の設定 64
- **Q7** ROC曲線の作成 64
- **Q8** ROC曲線による判別基準値の設定 65
  ＲＯＣ曲線の意義
- **Q9** 自治体の費用負担による判別基準値の設定 66
- **Q10** 判別基準値の設定に関する考察 68

第 6 章 2種類のスクリーニング検査の組み合わせ ... 70

事例問題 6 　2種類のスクリーニング検査の組み合わせによる感度・特異度を考える ... 70

- **Q1** 2段階法での感度，特異度 ... 72
  第1段階の検査（直腸診検査）／第2段階の検査（血清PSA検査）／"最終的な"感度／"最終的な"特異度
- **Q2** 同時法での感度，特異度 ... 75
  確率論を用いた検査結果の考え方／"最終的な"感度／"最終的な"特異度
- **Q3** 2段階法と同時法の比較検討 ... 79

第 III 部　保健統計学 ... 81

第 7 章　疾病統計 ... 82

事例問題 7-1 　罹患率，有病率の算出法 ... 82

- **Q1** 累積罹患率の定義 ... 83
  罹患
- **Q2** 有病率の定義 ... 84
  有病率

事例問題 7-2 　人年法を用いた罹患率の計算法 ... 85

- **Q1** 人年法について ... 86
  人年法

事例問題 7-3 　標準化死亡比を求めて地域診断を行う ... 89

- **Q1** 粗死亡率を求める ... 90
  粗死亡率
- **Q2** 標準化死亡比を求める ... 90
  直接法による年齢調整／間接法による年齢調整
- **Q3** 標準化死亡比の利用価値について ... 93

事例問題 7-4 　標準化罹患比について ... 93

- **Q1** 年齢調整罹患率を求める ... 95
  直接法
- **Q2** 標準化罹患比を求める ... 96
  間接法
- **Q3** 総合考察 ... 96

第 8 章 生存分析と生命表の作成 ... 98

事例問題 8-1 生存分析と予後の評価 ... 98
- **Q1 Q2** 生存分析の基本的な考え方 ... 100
  - 生存分析の基本表
- **Q3 Q4** 生存分析の図を読み取る ... 103
  - カプラン・マイヤー法に基づく生存曲線

事例問題 8-2 生命表の作成過程とその意義 ... 104
- **Q1** 生命表の作成過程 ... 106
- **Q2** 年齢と生存数の関係 ... 108
- **Q3 Q4** "定常人口"と平均余命の算出 ... 108
  - 定常人口／平均余命
- **Q5** 生命表を作成する意義 ... 110
  - 人口ピラミッドの意義

第 9 章 人口統計学と数理モデル ... 112

事例問題 9 人口の数理モデルによる日本の人口推移の理解 ... 112
- **Q1** マルサスの人口モデル ... 114
- **Q2** 人口が際限なく増えない要因 ... 115
- **Q3** フェルフルストの成長曲線モデル ... 116
- **Q4** 人口が一定値に収束していく要因 ... 117
- **Q5** 人口モデルの意義 ... 117
- **Q6** 人口減少社会の対策 ... 118

第 IV 部 基礎数学のコーナー ... 121

第 10 章 確率論 ... 122

スクリーニング検査Aの陽性・陰性と疾病Bを有す・有さないの関係／和事象の確率の定理／確率の加法定理／余事象の確率の定理／4つの基本情報と確率論／条件付き確率／確率の計算式／ベイズの公式とベイズの定理

第 11 章 微分方程式 ... 136

変数分離形の微分方程式／マルサスの人口モデルを表す微分方程式を解く／置換積分／フェルフルストの人口モデルを表す微分方程式を解く

索引 ... 140

第 I 部
リスク評価と予防対策

- 第❶章　生活習慣病予防対策の評価
- 第❷章　遡り調査による原因の推定
- 第❸章　感染症予防対策の評価

　第I部では，リスクファクターへの曝露による生活習慣病の発症や原因食品への曝露による食中毒の発生に関する疫学調査結果を題材として，リスク評価を行うための相対危険度・寄与危険度，オッズ比など疫学統計指標の算出方法について学ぶ．リスクファクターへの曝露を回避することで，どの程度疾病を予防することが期待できるのかを求め，予防対策事業の効果を評価する．予防ワクチン投与は，発症というリスクを減少させる効果を狙ったものである．第3章でワクチン投与効果の評価方法について学ぶ．

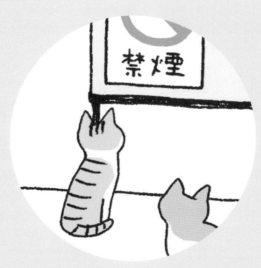

1 生活習慣病予防対策の評価

ここで学習する重要事項

- 相対危険度
- 寄与危険度, 寄与危険割合 [%]
- 集団寄与危険度, 集団寄与危険割合 [%]

事例問題 ①
禁煙教育の効果を評価する

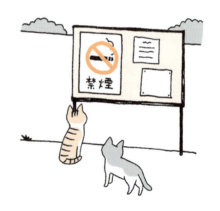

この事例問題では，生活習慣病のリスクファクターである喫煙による疾病発症のリスク評価を行ってみよう．喫煙習慣と関連が強い疾病の例として，喉頭癌と心筋梗塞を取り上げ，重要な疫学統計指標の計算結果を比較検討する．疾病罹患のリスク評価を行うことで要因曝露を防ぐことによる効果を客観的に知ることができるため，自治体が実施する予防対策事業の企画に活用することができる．

　A市では調査開始時に喉頭癌，心筋梗塞に罹患していなかった6万人の60歳代男性を研究対象者（母集団）として，その時点の喫煙状況で2つのグループに分け，コホート研究（前向き研究）を行った．調査開始後5年間において，喫煙者と非喫煙者それぞれの喉頭癌罹患，心筋梗塞罹患の有無を調べた結果を表1-1に示す．

　これから実施する予防対策としての禁煙教育の効果を予測するにあたって，この研究成果の意義と活用方法について考えてみる．

　なお本問では，すべての観察対象者の観察期間が5年間であるとし，調査脱落例がなかったものと仮定する．以下，単に"罹患率"とは「5年間における累積罹患率」を意味するものとする．

$$\text{(5年間における) 累積罹患率} = \frac{\text{5年間に新たに疾病に罹患した人数}}{\text{人口}}$$

表1-1 喫煙の有無別の喉頭癌と心筋梗塞の罹患人数 （単位：人）

調査開始時点の喫煙状況	調査開始時点の人数	調査期間中に喉頭癌に罹患した人数	調査期間中に心筋梗塞に罹患した人数
喫煙者	20,000	50	300
非喫煙者	40,000	5	100
合　計	60,000	55	400

Q1 喫煙習慣があると，そうでない場合よりも何倍ほど当該疾病に罹患しやすいのだろうか？ この疫学統計指標を「相対危険度」という．次の（1）〜（3）の問いに答えなさい．

（1）喫煙による喉頭癌罹患の相対危険度はいくらか．
（2）喫煙による心筋梗塞罹患の相対危険度はいくらか．
（3）前問（1），（2）より，喉頭癌および心筋梗塞について，喫煙に関連した相対危険度を比較検討しなさい．

Q2 集団に禁煙教育を実施したとき，禁煙することによって，"純粋に"喫煙者のどれだけの人数の疾病罹患を予防できると期待できるのだろうか？ この人数が喫煙者全体で占める割合を「寄与危険度」という．また，この人数が"喫煙者の罹患人数"の中で占める割合［％］を「寄与危険割合」という．次の（1）〜（4）の問いに答えなさい．

（1）「寄与危険割合」と「相対危険度」の数学的関係について説明しなさい．
（2）喫煙による喉頭癌罹患の寄与危険度はいくらか．また，寄与危険割合［％］はいくらか．
（3）喫煙による心筋梗塞罹患の寄与危険度はいくらか．また，寄与危険割合［％］はいくらか．
（4）前問まで，喫煙が喉頭癌，心筋梗塞の罹患に及ぼす影響について，相対危険度および寄与危険度・寄与危険割合を求めることによって検討してきた．これまでの研究成果をA市の保健政策にどのように生かすことができるかについて考察しなさい．特に「相対危険度」と「寄与危険度」「寄与危険割合」の活用の仕方の違いについて比較して説明しなさい．

さて，A市に隣接するH市では，市民の喫煙率が高いことが指摘されている．H市では，60歳代男性10万人のうち4万人が喫煙している．H市の健康づくり担当課長は，A

市での疫学調査結果を参考にして，60歳代男性喫煙者を対象とした禁煙教育を実施したいと考えている．そのためには，H市の財政局・市長の理解を得る必要がある．市長が最も関心があるのは，事業予算に見合うだけの社会経済効果である．具体的には，禁煙によって疾病罹患を"純粋に"予防することで，どれだけの医療費および休業による経済損失を抑えられるかということである．

そこで，健康づくり担当課長は，喫煙者に対する禁煙教育によって，疾病罹患を"純粋に"予防できると推定される人数が全体の中でどれくらいの割合を占めているのか（集団寄与危険度），また，全罹患者の中でどれくらいの割合を占めているのか（集団寄与危険割合）を推定し，それが大きいことを示す説明資料を作成し，理解を得ようと考えた．

	財政局・市長への説明資料の作成
集団寄与危険度を求める	喫煙者に対する禁煙教育によって，何人の疾病罹患を"純粋に"予防できると期待され，この人数は全体の中でどれだけの割合を占めているか？ ➡ この割合を，喫煙による疾病罹患の集団寄与危険度という．
集団寄与危険割合を求める	喫煙者に対する禁煙教育によって，疾病罹患を"純粋に"予防できると期待される人数は，疾病罹患者全体の中でどれだけの割合［％］を占めているか？ ➡ この割合を，喫煙による疾病罹患の集団寄与危険割合という．

Q3

H市が効果的な禁煙教育を行って，60歳代男性の喫煙者4万人全員が禁煙に成功したと仮定する．以下の(1)〜(3)の問いに答えなさい．なお，喫煙者および非喫煙者それぞれの各疾病の罹患率はA市と同じ（地域によって不変）であるとする．

前問Q1，Q2と同様，すべての観察対象者の観察期間が5年間であり，脱落例がないものと仮定する．また同様に，"罹患率"とは「5年間における累積罹患率」を意味するものとする．

(1) 禁煙教育によって，60歳代男性の中で何人の喉頭癌罹患を"純粋に"予防できると期待されるか．この人数は60歳代男性10万人全体の中でどれだけの割合（集団寄与危険度）を占めているか．また，60歳代男性10万人全体の中の罹患者の中でどれだけの割合［％］（集団寄与危険割合）を占めているか．

(2) 心筋梗塞罹患について，前問（1）と同様の問いに答えなさい．

(3) 前問（1），（2）より，喉頭癌および心筋梗塞について，喫煙に関連した集団寄与危険度，集団寄与危険割合を比較検討することによって，H市健康づくり担当課長が当市財政局・市長にどのように説明すれば，予防事業の効果について理解を得やすいと考えられるか．これまでの設問の計算結果も踏まえて総合的に考察しなさい．

（本問題は文献1）の内容を参考にして作成）

答えと解説

Q1 喫煙に関連した相対危険度を求める

相対危険度

相対危険度（relative risk；RR）は，曝露群の罹患する確率I_1（罹患率）は，非曝露群の罹患する確率I_0の何倍かを意味する．この意味さえ知っていれば，自分で計算式を立てることができる．式を最初から丸覚えすることはない．まず"疫学統計指標の表す意味"をよく理解してから，自分の言葉で覚えるようにしよう．疫学統計学の学習では，このことを強調しておきたい．

最初に，表1-2のような"基本となる2×2分割表"を作ろう．その際，合計欄も必ず記載すること．

表1-2　基本となる2×2分割表

要因への曝露		疾病 あり	疾病 なし	合計
要因への曝露	あり	a	b	a+b
	なし	c	d	c+d
合計		a+c	b+d	T（＝a+b+c+d）

表1-3　喉頭癌罹患の数値を当てはめた2×2分割表

要因への曝露		疾病 あり	疾病 なし	合計
要因への曝露	あり（曝露群）	50	19,950	20,000
	なし（非曝露群）	5	39,995	40,000
合計		55	59,945	60,000

表1-4　心筋梗塞罹患の数値を当てはめた2×2分割表

要因への曝露		疾病 あり	疾病 なし	合計
要因への曝露	あり（曝露群）	300	19,700	20,000
	なし（非曝露群）	100	39,900	40,000
合計		400	59,600	60,000

相対危険度(RR)の求め方

- 曝露群における疾病の罹患率　　$I_1 = \dfrac{a}{a+b}$
- 非曝露群における疾病の罹患率　$I_0 = \dfrac{c}{c+d}$
- → 相対危険度 $= \dfrac{\text{曝露群における疾病の罹患率 } I_1}{\text{非曝露群における疾病の罹患率 } I_0} = \dfrac{a/(a+b)}{c/(c+d)}$

Q1(1)の解答

喫煙による喉頭癌罹患の相対危険度 $= \dfrac{\text{喫煙男性における喉頭癌の罹患率}}{\text{非喫煙男性における喉頭癌の罹患率}}$

$= \dfrac{50/20{,}000}{5/40{,}000} = 20$

Q1(2)の解答

喫煙による心筋梗塞罹患の相対危険度 $= \dfrac{\text{喫煙男性における心筋梗塞の罹患率}}{\text{非喫煙男性における心筋梗塞の罹患率}}$

$= \dfrac{300/20{,}000}{100/40{,}000} = 6$

Q1(3)の解答

前問(1),(2)より,喉頭癌罹患の相対危険度(=20)は,心筋梗塞罹患の相対危険度(=6)よりもかなり高いことがわかった.喫煙と喉頭癌罹患の間には相当強い関連性があることが示唆された.

〈相対危険度の意義〉

相対危険度の大きさは,個人がその要因曝露を受けた場合に,受けない場合に比べて何倍疾病に罹患しやすいかということを意味する.相対危険度が1より大きいとき,要因曝露によって疾病に罹患するリスクは増大する.相対危険度が大きいほど,"要因曝露"と"疾病罹患"の因果関係は強い.

ただし,相対危険度には,当該疾病の頻度は関係しないことに留意すべきである.罹患率が小さな稀な疾病であっても,相対危険度が大きな値を示すことがある.

〈相対危険度と保健指導〉

　個人の生活習慣に関わる要因（本問では喫煙習慣）による曝露を受け続けると，疾病罹患のリスクがいかに高くなるかについて，科学的根拠に基づいた生活習慣改善のための情報提供を行う際に活用できる．例えば家族歴があって発症リスクが高いと予想されるケースなど，個別の保健指導で活用できる．

　一般に，喫煙と喉頭癌，肺癌など呼吸器系の癌罹患の間には相当強い因果関係が認められている．心筋梗塞罹患の相対危険度も高い．喫煙は心筋梗塞罹患のリスクファクターである．したがって，「癌および循環器病の予防にはまず禁煙を！」を啓発，保健指導する根拠となる．

Q2 喫煙に関連した寄与危険度，寄与危険割合を求める

寄与危険度

　要因曝露がなくても疾病に罹患することがある．後述の図1-1では，非曝露群で疾病に罹患した部分（I_0）が該当する．曝露群の中で，要因曝露が"純粋に"疾病罹患に寄与している部分は，「曝露群における疾病の罹患率I_1」から「非曝露群における疾病の罹患率I_0」を引いた部分である．曝露群の中で，要因曝露が"純粋に"疾病罹患に寄与している部分が，寄与危険度に関連した4つの疫学統計指標（寄与危険度，寄与危険割合，集団寄与危険度，集団寄与危険割合）を算出する元になる重要な部分である．

　この部分は，要因曝露を除去すること（禁煙）によって，"純粋に"喫煙者の中で疾病罹患を予防できると期待できる人数であり，この人数が曝露群（喫煙者）の中で占める割合を寄与危険度（attributable risk；AR）という．

　曝露群の中で"純粋に"疾病罹患を予防できる人数は，$(I_1 - I_0) \times Ex \times T$［人］である．これが曝露群$Ex \times T$［人］の中で占める割合が寄与危険度である．

寄与危険度（AR）の求め方

$$寄与危険度 = \frac{分母の中で"純粋に"疾病罹患を予防できる人数}{曝露群の人数}$$

$$= \frac{(I_1 - I_0) \times Ex \times T}{Ex \times T} = I_1 - I_0$$

$$= 曝露群における疾病の罹患率I_1 - 非曝露群における疾病の罹患率I_0$$

$$= \frac{a}{a+b} - \frac{c}{c+d}$$

相対危険度の計算式は"割り算（$I_1 \div I_0$）"であるのに対し，寄与危険度の計算式は"引き算（$I_1 - I_0$）"である．

　寄与危険度・寄与危険割合，集団寄与危険度・集団寄与危険割合を求めるにあたって，計算上すべての基本となる最も重要な情報は，曝露群の中で"純粋に"疾病罹患を予防できる人数 $(I_1 - I_0) \times Ex \times T$［人］である．

〈寄与危険度の意義〉

寄与危険度は，要因曝露を除去すること（ここでは禁煙）によって，"純粋に"疾病罹患を予防できる人数が，曝露群の中でどれくらいの割合を占めているかを表していた．よって，寄与危険度の大きさは，集団を対象とした予防事業を企画するとき，実質的にどれだけの予防効果が上がるかを推定するのに大いに参考になることから，保健政策を立案するにあたって重要な意義を持つ．

寄与危険割合

寄与危険割合（attributable risk percent；ARP）[%]とは，要因曝露を除去することによって"純粋に"疾病罹患を予防できる人数が，曝露群における罹患者の中でどれくらいの割合を占めているかを表す．

寄与危険割合（ARP）の求め方と相対危険度との関係

$$\text{寄与危険割合}[\%] = \frac{（分母の中で）"純粋に"予防できる人数}{曝露群における罹患者数} \times 100[\%]$$

$$= \frac{(I_1 - I_0) \times Ex \times T}{I_1 \times Ex \times T} \times 100[\%]$$

$$= \frac{I_1 - I_0}{I_1} \times 100[\%] = \frac{寄与危険度}{曝露群における罹患率} \times 100[\%]$$

寄与危険割合[%]は以下のように，相対危険度（RR）$\left(\frac{I_1}{I_0}\right)$のみで表すことができる．

$$= \left(1 - \frac{I_0}{I_1}\right) \times 100[\%] = \left(1 - \frac{1}{相対危険度（RR）}\right) \times 100[\%]$$

Q2(1)の解答

寄与危険割合（ARP）とは，曝露群における罹患者の中で，"純粋に"喫煙によって罹患したと考えられる人数の占める割合[%]である．言い換えると，要因曝露を除去（禁煙）すれば，曝露群における疾病罹患を何[%]減少（予防）できることが期待されるかを意味する．

相対危険度（RR）が大きいほど，寄与危険割合（ARP）も大きくなることが数学的に理解できる．寄与危険割合（ARP）は相対危険度（RR）と同じ意義を持つと考えてよい．

寄与危険割合（ARP）を相対危険度（RR）で表す公式を最初から丸覚えする必要はない．それぞれの疫学統計指標の意味を理解していれば，自分で式をすぐに導くことができる．疫学統計学の学習に慣れたら，公式を覚えておけば便利であるが，必ず一度は自分で公式を導いておくことにしよう．

🐾 Q2（2）の解答

寄与危険度＝喫煙男性における喉頭癌の罹患率－非喫煙男性における喉頭癌の罹患率
　　　　＝ $50/20{,}000 - 5/40{,}000 = 0.002375$

寄与危険割合＝$\dfrac{\text{喫煙男性における喉頭癌の罹患率}-\text{非喫煙男性における喉頭癌の罹患率}}{\text{喫煙男性における喉頭癌の罹患率}}$

　　　　　　＝$\dfrac{50/20{,}000 - 5/40{,}000}{50/20{,}000} = 95/100 = 0.95$（＝95％）

🐾 Q2（3）の解答

寄与危険度＝喫煙男性における心筋梗塞の罹患率－非喫煙男性における心筋梗塞の罹患率
　　　　＝ $300/20{,}000 - 100/40{,}000 = 0.0125$

寄与危険割合＝$\dfrac{\text{喫煙男性における心筋梗塞の罹患率}-\text{非喫煙男性における心筋梗塞の罹患率}}{\text{喫煙男性における心筋梗塞の罹患率}}$

　　　　　　＝$\dfrac{300/20{,}000 - 100/40{,}000}{300/20{,}000} = 0.83$（＝83％）

🐾 Q2（4）の解答

〈寄与危険割合について〉
　まず寄与危険割合について比較してみよう．喉頭癌罹患の寄与危険割合（＝95％）の方が心筋梗塞罹患のそれ（＝83％）より高いことがわかった．このことは，喉頭癌の相対危険度が高かったことから理解できる．喫煙と喉頭癌罹患の間には相当強い因果関係があることが示された．
　このことより，喫煙者に対する禁煙指導が成功すれば，喫煙者の罹患人数の95％を予防できることが期待される．ただし，寄与危険割合の大きさは，絶対的な人数の多さを反映しているわけではない点に留意すべきである．

〈寄与危険度について〉
　予防可能な人数の大きさを知るためには，「寄与危険度」が有益な情報を与えてくれる．集団を対象とした保健政策を立案するにあたっては「寄与危険度」が重要な意味を持つことを強調しておきたい．
　心筋梗塞罹患の寄与危険度（＝0.0125）は，喉頭癌罹患の寄与危険度（＝0.002375）よりかなり大きかった．これは，喫煙者の心筋梗塞罹患率が喉頭癌罹患率よりかなり大きいためである．心筋梗塞罹患の寄与危険度が大きいということは，現在喫煙している人が禁煙に成功すれば，より多くの人が心筋梗塞に罹患しなくて済むことを意味している．

心筋梗塞は生命に関わる重大な生活習慣病である．高度な医療提供体制が必要である．特に"現役世代"が罹患すると，仕事を当面休業しなければならない．多くの人数の心筋梗塞罹患を予防できれば，自治体の社会経済的損失を大きく軽減できることが期待される．

したがって，多くの事業予算をかけて禁煙教育を行う意義があることがわかる．このように，寄与危険度の大きさは保健政策を立案するにあたって重要な意義を持っている．特に母集団全体の中で曝露群の占める割合が大きいとき，予防教育を行う意義が大きいといえる．これは次のＱ３での"集団寄与危険度"に該当する．

喫煙に関連した集団寄与危険度，集団寄与危険割合を求める

集団寄与危険度

集団寄与危険度（population attributable risk；PAR）の"集団"とは，母集団全体を表している．集団寄与危険度とは，要因曝露を除去することによって，"純粋に"疾病罹患を予防できる人数が，母集団全体の中でどれくらいの割合を占めているかを表す．

> **集団寄与危険度（PAR）の求め方**
>
> $$\text{集団寄与危険度} = \frac{(I_1 - I_0) \times Ex \times T}{T}$$
> $$= (I_1 - I_0) \times Ex = \text{寄与危険度（AR）} \times \text{曝露割合（Ex）}$$

このように，集団寄与危険度は，寄与危険度（AR）と，母集団の中での曝露群の割合（Ex）に比例することがわかる．

〈集団寄与危険度の意義〉

式からわかるように，寄与危険度（AR）と母集団の中での曝露群の割合（Ex）が大きいほど，集団寄与危険度は大きくなることがわかる．

集団寄与危険度が大きいとき，母集団での曝露割合が大きく，その疾病は母集団の中で頻度が多いと考えられるため，予防事業を実施する必要性を強調するための積極的な説明材料となる．集団寄与危険度のデータは，寄与危険度と同様に，集団を対象とした保健政策を立案するにあたって重要な意義を持つ．

😺 集団寄与危険割合

集団寄与危険割合（population attributable risk percent；PARP）[%] は，要因曝露を除去することによって，"純粋に"疾病罹患を予防できる人数が，母集団全体における罹患者の中でどれくらいの割合を占めているかを表す．

$$\text{集団寄与危険割合}[\%] = \frac{\text{分母の中で"純粋に"疾病罹患を予防できる人数}}{\text{母集団全体における罹患者数}} \times 100[\%]$$

$$= \frac{(I_1 - I_0) \times Ex \times T}{I_1 \times Ex \times T + I_0 \times (1 - Ex) \times T} \times 100[\%]$$

$$= \frac{(I_1 - I_0) \times Ex}{(I_1 - I_0) \times Ex + I_0} \times 100[\%] = \frac{(I_1 - I_0) \times Ex + I_0 - I_0}{(I_1 - I_0) \times Ex + I_0} \times 100[\%]$$

$$= 1 - \frac{I_0}{(I_1 - I_0) \times Ex + I_0} \times 100[\%] = 1 - \frac{1}{\left(\frac{I_1}{I_0} - 1\right) \times Ex + 1} \times 100[\%]$$

$\frac{I_1}{I_0} = $（相対危険度）RR であるから，

$$= 1 - \frac{1}{\left(\frac{I_1}{I_0} - 1\right) \times Ex + 1} \times 100[\%]$$

$$= 1 - \frac{1}{(RR - 1) \times Ex + 1} \times 100[\%]$$

> ### 🐱 集団寄与危険割合（PARP）の求め方
>
> $$\text{集団寄与危険割合}[\%] = 1 - \frac{1}{(RR - 1) \times Ex + 1} \times 100[\%]$$

RR：相対危険度
Ex：曝露割合

〈集団寄与危険割合の意義〉

式からわかるように，母集団の中での曝露群の割合（Ex）と相対危険度（RR）が大きいほど，集団寄与危険割合は大きくなることがわかる．集団寄与危険度とともに保健政策を立案するにあたって重要な意義を持つ．

Q3(1)の解答

要因曝露を除去した（禁煙した）とき，$(I_1 - I_0) \times Ex \times T$［人］の罹患を予防できると期待される．H市では，60歳代男性10万人全体（T）の中で喫煙している割合（Ex）は0.4であるから，禁煙によって喉頭癌罹患を"純粋に"予防できると期待される人数は，

$$(I_1 - I_0) \times Ex \times T = \left(\frac{50}{20{,}000} - \frac{5}{40{,}000}\right) \times 0.4 \times 100{,}000 = 95 \text{［人］}$$

である．

この人数が，60歳代男性10万人全体（T）の中で占める割合（集団寄与危険度）は

$$(I_1 - I_0) \times Ex = \frac{95}{100{,}000} = 0.00095$$

である．

次に，この人数が，母集団全体の罹患者の中で占める割合（集団寄与危険割合）は，

$$1 - \frac{1}{\left(\frac{I_1}{I_0} - 1\right) \times Ex + 1} \times 100 \text{［％］}$$

$$= 1 - \frac{1}{\left(\frac{50/20{,}000}{5/40{,}000} - 1\right) \times 0.4 + 1} \times 100 \text{［％］} = 88.4 \text{［％］}$$

である．

Q3(2)の解答

禁煙によって心筋梗塞罹患を"純粋に"予防できると期待される人数は，

$$(I_1 - I_0) \times Ex \times T = \left(\frac{300}{20{,}000} - \frac{100}{40{,}000}\right) \times 0.4 \times 100{,}000 = 500 \text{［人］}$$

である．

この人数が，60歳代男性10万人全体（T）の中で占める割合（集団寄与危険度）は，

$$(I_1 - I_0) \times Ex = \frac{500}{100{,}000} = 0.005$$

である．

次に，この人数が，母集団全体の罹患者の中で占める割合（集団寄与危険割合）は，

$$1 - \frac{1}{\left(\frac{I_1}{I_0} - 1\right) \times Ex + 1} \times 100 \, [\%]$$

$$= 1 - \frac{1}{\left(\frac{300/20{,}000}{100/40{,}000} - 1\right) \times 0.4 + 1} \times 100 \, [\%] = 66.7 \, [\%]$$

である．

以下の解答は例示である．

Q3(3)の解答

　寄与危険度および集団寄与危険度については，心筋梗塞罹患の方が喉頭癌罹患よりも高かった．心筋梗塞罹患の集団寄与危険度（=0.005）が喉頭癌罹患のそれ（=0.00095）の約5倍である．H市の60歳代男性全体では禁煙によって"純粋に"500人の心筋梗塞罹患を予防できると推定される．これは喉頭癌95人より405人多く，約5倍の人数に相当する．

　H市では喫煙率（=要因曝露の割合）が高い．効果的な禁煙教育を行うことによって，多くの心筋梗塞罹患を予防できることが期待される．これにより，医療費だけでなく，一時休業による社会経済的損失が減少することが期待できる．疾病予防による経済効果が大きいことを市長・市財政局に説明することで，禁煙教育に予算と人を投入することの意義への理解が得られると考える．

　前述のように，喉頭癌罹患の相対危険度は，心筋梗塞罹患のそれと比較して著しく高い値を示した．喫煙と喉頭癌罹患の関連は非常に強いと推定された．市全体における喉頭癌の罹患者数は比較的少ないが，喫煙者の禁煙によって喉頭癌罹患の大部分を予防できる．喫煙と関連が強い癌は喉頭癌に限らず，肺癌をはじめとして多くある．禁煙によって多くの種類の癌の予防が大いに期待されることも合わせて市民に啓発するとよい．

寄与危険度の"寄与"とは，要因曝露が疾病罹患にどれくらいの強さで寄与しているかを意味している．集団を対象とした予防事業の効果を評価するのに重要なことは，要因曝露を除去することによって，曝露群の中で"純粋に"どれだけの人数の罹患減少が期待できるかということである．そのためには，曝露群における罹患人数の中で，"純粋に"要因曝露に起因する部分を求める必要がある．

このことを考えるにあたっては，一辺の大きさを1とした"正方形"を描いて，将来のリスク発生（罹患率）を図示すると非常に理解しやすい（図1-1）．1つの図を描くことで，寄与危険度に関連した4つの疫学統計指標（寄与危険度，寄与危険割合，集団寄与危険度，集団寄与危険割合）の求め方を理解できる．

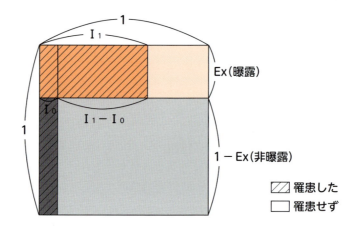

図1-1　要因への曝露・非曝露と疾病罹患との関係

母集団全体の人数をT[人]，母集団全体における曝露群の割合をEx，曝露群における罹患率をI_1，非曝露群における罹患率をI_0とする．コホート研究における"4つの基本情報（T，Ex，I_1，I_0）"から，表1-5のような"基本となる2×2分割表"が完成できる．この4つの基本情報をもとに，コホート研究で得られる疫学統計を考えると理解しやすく，一般化することができる．

表1-5　4つの基本情報を当てはめたの2×2分割表

		疾病		合計
		あり	なし	
要因への曝露	あり（曝露群）	$I_1 \times Ex \times T$	$(1-I_1) \times Ex \times T$	$Ex \times T$
	なし（非曝露群）	$I_0 \times (1-Ex) \times T$	$(1-I_0) \times (1-Ex) \times T$	$(1-Ex) \times T$
合計		T_1	T_2	T

4つの基本情報

- T：母集団の人数
- I_1：曝露群における罹患率
- Ex：母集団の中で曝露を受けた割合
- I_0：非曝露群における罹患率

Tは正の整数，$0<Ex<1, 0<I_1<1, 0<I_0<1$

Tは"total（合計）"，Iは"incidence（罹患）"，Exは"exposure（曝露）"の意味である．

〈文献〉
1）Gordis L（木原正博，他訳）：疫学　医学的研究と実践のサイエンス．pp207-253，メディカル・サイエンス・インターナショナル，2010．
2）医療情報科学研究所：サブノート保健医療・公衆衛生2015．pp118-151，メディックメディア，2014．
3）高橋茂樹，西 基：STEP 公衆衛生．第13版．pp96-130，海馬書房，2014．
4）柳川　洋編：医療・保健のための臨床統計．pp58-66，診断と治療社，1998．

2 遡り調査による原因の推定

ここで学習する重要事項
- オッズとオッズ比
- 疫学調査の意義

事例問題 2
食中毒の原因を推定する

この事例問題では，食中毒の原因を疫学調査によって科学的に推定する方法について学習しよう．原因を推定する遡り調査では，可能性のある要因曝露の「オッズ比」を算出する．この事例問題を通じて疫学調査の重要性を認識してほしい．

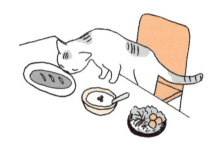

ある年の12月にA小学校で腹痛，嘔吐，下痢などの食中毒症状を発症した児童・教職員が集団発生した．A小学校では児童・教職員の全員が学校給食を食べている．初動調査時における発症者数159名の時系列分布は図2-1のとおりである．

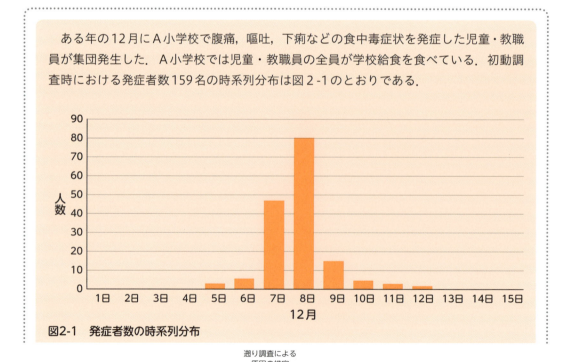

図2-1 発症者数の時系列分布

児童の約40%と教職員に発症者がみられた．喫食調査の結果，有症状者はいずれも学校給食を食べており，共通食は学校給食に限られていることがわかった．診療した医療機関の医師から食品衛生法に基づく食中毒の届け出がなされた．数人の児童の検便からノロウイルスが検出された．

保健所は以上のような疫学調査の結果を分析し，学校給食を原因とする集団食中毒と判断した．保健所はA小学校に対し，安全が確認されるまで給食の提供を中止するよう，行政指導を行った．

原因曝露日と推定された日における学校給食の詳細な喫食調査が実施された．その結果を表2-1に示す．

表2-1　学校給食の喫食調査結果

食品	食べた		食べなかった	
	発症	未発症	発症	未発症
パン	80	160	30	60
ヨーグルト	60	100	50	120
サラダ	100	40	10	180

さらに，保健所が原因究明のために疫学調査を行った．調査結果の概要は次のとおりである．

- 当日，休暇をとっていた1人の女性教諭，および欠席していた2人の児童には，食中毒症状がなかった．
- 学校給食の保存検体からは，ノロウイルスなどの病原微生物は検出されなかった．
- 4人の給食調理員は全員学校給食を食べていたが，いずれも症状はなかった．また，4人の給食調理員の検便を行ったところ，2人からノロウイルスが検出された．

Q1 発症者数の時系列分布の図からわかることを説明しなさい．

Q2 発症に対する次の（1）から（3）の食品摂取のオッズ比はいくらか．小数点第2位を四捨五入し，小数点第1位まで求めなさい．
（1）パン
（2）ヨーグルト
（3）サラダ

Q3 疫学調査の結果に「当日，休暇をとっていた1人の女性教諭，および欠席していた2人の児童には，食中毒症状がなかった」とある．この事実には，食中毒の原因を推定するあたり，どのような疫学的意義があると考えられるか．

Q4 疫学調査の結果に「4人の給食調理員の検便を行ったところ，2人からノロウイルスが検出された」とある．この事実からわかることは何か．a～dのうち，最も適切な記述を1つ選びなさい．

a. 食中毒の原因は，検便でノロウイルス陽性であった2人の給食調理員いずれかの手洗い不足だと断定できる．
b. 検便でノロウイルス陽性であった2人の給食調理員は，学校給食を食べたことが原因で陽性となったと断定できる．
c. aともbとも断定できない．
d. 検便でノロウイルス陽性であった2人の給食調理員はいずれも症状がないので，食中毒の原因となりえない．

Q5 「保存検体からは，ノロウイルスなどの病原微生物は検出されなかった」とある．この事実からわかることは何か？ 次のa，bのうち，適切な記述を1つ選びなさい．

a. 保存検体からノロウイルスが検出されなかったことから，食中毒の原因は学校給食ではないと結論づける．
b. 疫学調査の結果，共通食が学校給食に限られることがわかったので，保存検体からノロウイルスは検出されなかったとしても，食中毒の原因は学校給食であると断定できる．

Q6 疫学調査の結果から，食中毒の原因食品として推定されるのはどれか．次のa～dのうち，最も適切な記述を1つ選びなさい．

a. パンが原因食品である可能性が高い．
b. ヨーグルトが原因食品である可能性が高い．
c. サラダが原因食品である可能性が高い．
d. 保存検体から病原微生物が検出されなかったので，いずれの食品も原因ではない．

（本問題は文献1，2）の内容を参考にして作成）

遡り調査による原因の推定

答えと解説

Q1 "記述疫学の3要素"の図からわかること

発症者の時系列分布の見方

図2-1は，食中毒の発症者数を時系列に示したものである．"記述疫学の3要素（人，時間，場所）"に基づく実態把握は，初動調査として行われる疫学調査である．

疫学調査の意義は，原因の推定に基づいた再発防止策に活用することにある．関係者間で情報を共有できるよう，調査結果を1つのシンプルな図にまとめることが大切である．"記述疫学の3要素"に基づいて作成した1つの図からは多くのことがわかり，初動の疫学調査だけから食中毒の原因を推定することが可能な場合もある．

図2-1には，発症のピーク（単峰性）が認められるので，"しかるべき特定の要因に同時に曝露を受けた"と判断できる．衛生行政では，これを"同時1点曝露"ということがある．

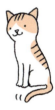

単峰性

単峰性とは，「新たな発症者数が急激に増えた後，急激に減少する」という所見である．一目見て，直感的にわかることが多い．

Q1の解答

この事例では，A小学校の児童・教職員が同時に学校給食を食べたことが原因となって，同じ日時頃に集中して食中毒症状を発症したと推定できる．すなわち"集団食中毒"と断定できる．

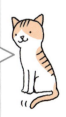

2次感染の時系列分布

集団施設でノロウイルスの集団食中毒が発生した後に，そのまま終息に向かわず，第1の発生ピークから数日経過して，新たな発生が"だらだらと"続く場合がある（図2-2）．これは，"人から人に（person to person）"接触感染による二次感染（secondary dissemination）が継続的に起こったと推定できる．

ノロウイルスの場合，潜伏期間は36〜48時間であり，2〜3日後から2次感染が生じる可能性がある．集団食中毒が発生したときには，施設内および各家庭での2次感染を予防するために保健指導を強化する必要がある．

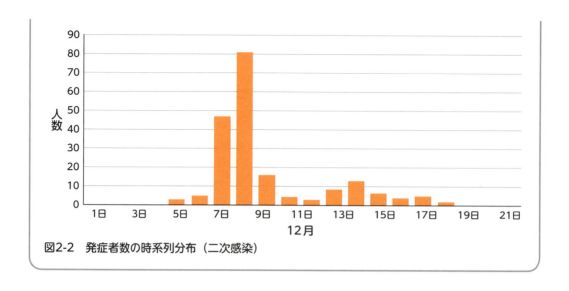

図2-2 発症者数の時系列分布（二次感染）

Q2 オッズ比を求める

症例対照研究（ケース・コントロール研究）ではオッズ比を用いる

　第1章の事例問題で扱ったコホート研究（前向き研究）では，曝露群と非曝露群それぞれについて，"新たに疾病罹患が生じるかどうか"を将来にわたって観察し，それぞれの罹患率を算出して「相対危険度」を求めた．

　一方，症例対照研究（ケース・コントロール研究）では，まず症例を収集し，その症例と性別・年齢といった基本属性などの条件をできるだけ揃えて，ほぼ同じ人数の対照群を"人為的に"集める．したがって，最初から患者群と対照群を選定するため，リスクファクターへの曝露群，非曝露群それぞれにおける"将来的な"罹患率から「相対危険度」を求めることはできない．そこで，相対危険度の代わりに「オッズ比」という指標を用いる．これは，ケース（患者群）とコントロール（対照群）それぞれについて，"過去にさかのぼって"リスクファクターへの曝露をどの程度受けたかを評価するものである．要するに，曝露のオッズ比が大きい場合には，ケース（患者群）が"過去に"リスクファクターの曝露を受けた可能性が高いと考えればよい．したがって，そのリスクファクターの曝露が疾病罹患に強く寄与していると推定できるのである．

オッズ比

〈確率〉

　確率（probability）とは，将来起こるリスクを表すものととらえればよい．コホート研究で用いられる相対危険度は，曝露群と非曝露群それぞれについて将来起こる罹患のリスク（確率）の比を表す．

〈オッズとオッズ比〉

オッズ（odds）については第4章でも詳述する．オッズとは，過去に受けた曝露の可能性を表すものととらえればよい．患者群の曝露オッズの値がどれほど大きくても，対照群（非患者群）の曝露オッズの値も同じくらい大きければ，曝露を受けたことがあってもなくても，罹患率は変わらないということになる．

曝露が疾病罹患にどの程度強く寄与しているか，すなわち疾病罹患の曝露リスクを評価するためには，"患者の曝露オッズ"が"非患者の曝露オッズ"の何倍かを求めればよい．これを"曝露のオッズ比（odds ratio）"という．オッズ比が大きいとき，疾病罹患には「曝露の影響が大きい」と評価できる．オッズ比はオッズ同士の比であるから，単位は存在しない．

比と割合

ここで比という指標が出てきた．とくに割合と明確に区別できるようにしよう．

● 比（ratio）
疫学における比は，オッズ比や陽性尤度比（第4章で解説する）のように，確率同士の比を表すことが多い．単位は存在しない．割合のように，全体の中の一部分という関係はないため，1よりかなり大きな値も取りうる．

● 割合（proportion）
全体の中でどれだけの割合を占めているかを表す．"全体の中の一部分"であるので，必ず0以上1以下の値を取る．割合を求める式の分子には，必ず分母の一部がくる．疫学では"確率"と同じ概念で用いられる．確率を求める式では，"分母"と"分子"が大切であることをよく認識しておこう．

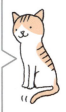

曝露のオッズ比の求め方

表2-2 "曝露の有無"と"患者群・対照群"の2×2分割表

		患者群	対照群	合計
リスクファクター曝露	あり	a	b	a+b
	なし	c	d	c+d
合計		a+c	b+d	a+b+c+d

・患者群でのリスクファクター曝露のオッズ

$$\frac{\text{患者群でリスクファクター曝露が発生する確率}}{1-\text{患者群でリスクファクター曝露が発生する確率}}$$

$$=\frac{\dfrac{a}{a+c}}{1-\dfrac{a}{a+c}}=\frac{a}{c}$$

- 対照群でのリスクファクター曝露のオッズ

$$\frac{対照群でリスクファクター曝露が発生する確率}{1-対照群でリスクファクター曝露が発生する確率}$$

$$=\frac{\frac{b}{b+d}}{1-\frac{b}{b+d}}=\frac{b}{d}$$

$$リスクファクター曝露のオッズ比 = \frac{患者群でのリスクファクター曝露のオッズ}{対照群でのリスクファクター曝露のオッズ}$$

$$=\frac{a/c}{b/d}=\frac{ad}{bc}$$

　このように，オッズ比の計算結果 $\frac{ad}{bc}$ は，2×2分割表のa，b，c，dを"たすき掛け"（クロス）した式である．最初から"たすき掛け"の式を丸覚えしている人がいるが，これはよくない．丸覚えせず，意味を考えながら式を立てるようにしよう．疫学統計学の意味をよく理解していれば，計算結果をおのずと導くことができる．

　オッズ比が1であるとき，患者群と対照群の曝露リスクが等しいことを意味する．オッズ比が3以上あれば，患者群での曝露リスクは比較的高いと筆者は考えている．

🐾 マスターテーブル法

　食中毒の原因を推定する際には，マスターテーブル法がよく用いられる．これは，関係集団の構成員1人ひとりに対し，献立の1つひとつの食品について，①食べた/食べなかった，②症状があった/症状がなかったを調査するものである（表2-3）．マスターテーブル法は症例対照研究に該当するため，リスク評価の指標には相対危険度ではなくオッズ比を使う．

　なお，疫学調査は非常に地道な努力と調査対象者の協力を要する調査である．アンケート調査や聞き取り調査の調査結果をまとめるのに数日程度要することが多い．

表2-3　"食品Pへの曝露の有無"と"症状の有無"の2×2分割表

		食中毒症状		合計
		あり（発症者）	なし（非発症者）	
食品Pへの曝露 （食品Pの摂取）	あり	a	b	a+b
	なし	c	d	c+d
合計		a+c	b+d	a+b+c+d

食品Pへの曝露のオッズ比は，以下のように計算される．

$$\text{食品Pへの曝露オッズ比}$$

$$= \frac{\text{発症者の食品Pへの曝露オッズ}}{\text{非発症者の食品Pへの曝露オッズ}}$$

$$= \frac{\text{発症者の食品Pへの曝露の確率}/(1-\text{発症者の食品Pへの曝露の確率})}{\text{非発症者の食品Pへの曝露の確率}/(1-\text{非発症者の食品Pへの曝露の確率})}$$

$$= \frac{\dfrac{a/(a+c)}{1-a/(a+c)}}{\dfrac{b/(b+d)}{1-b/(b+d)}} = \frac{a/c}{b/d} = \frac{ad}{bc}$$

Q2の解答

(1) パン　　　　オッズ比 $= \dfrac{ad}{bc} = \dfrac{80 \times 60}{160 \times 30} = 1$

(2) ヨーグルト　オッズ比 $= \dfrac{ad}{bc} = \dfrac{60 \times 120}{100 \times 50} = 1.44 ≒ 1.4$

(3) サラダ　　　オッズ比 $= \dfrac{ad}{bc} = \dfrac{100 \times 180}{40 \times 10} = 45$

Q3 疫学調査の考え方

Q3の解答

偶然その日の学校給食を食べなかった1人の教諭と2人の児童いずれも症状がなかった．これは，学校給食が食中毒の原因であると推定したことに矛盾しない．この事実は疫学調査の結果を支持する所見として意義がある．

このように，偶然食べなかった人はいずれも症状がなかったことを確認すること，すなわち推定した原因と矛盾しないことを確認することも，疫学調査で情報収集すべき重要な所見である．

Q4 疫学調査の判断

Q4の解答

c. a とも b とも断定できない．

　検便でノロウイルス陽性であった2人の給食調理員はいずれも無症状であったことから，最初から（食中毒発生以前から）"不顕性感染"であった可能性がある．不顕性感染とは，嘔吐・下痢等の自覚症状に乏しいが，ノロウイルスを体内に保有しており，便中にノロウイルスを排泄している状態である．
　検便でノロウイルス陽性であった2人の給食調理員いずれかの手洗い不足が食中毒の原因である可能性があるが，断定できない．調理員は4人とも学校給食を食べている．給食を食べた結果として2人の調理員の検便でノロウイルス陽性となった可能性があるからである．

Q5 集団食中毒の考え方

Q5の解答

b. 疫学調査の結果，共通食が学校給食に限られることがわかったので，保存検体からノロウイルスは検出されなかったとしても，食中毒の原因は学校給食であると断定できる．

　学校給食の保存検体からノロウイルスなどの病原微生物が検出されなかったという調査結果は，食中毒の原因が学校給食であることを否定することにはならない．保存検体から同一の病原微生物が検出されないことはしばしば経験する．
　集団食中毒の原因を究明する際には，疫学調査の結果が重要視される．次の所見より本事案は"同時1点曝露"としての学校給食を原因とする"集団食中毒"であると推定できる．

- 食中毒症状をきたした人は，ほぼ同じ日に発症したこと（発症日のピークが認められたこと）
- 有症状者の共通食が学校給食に限られること
- 発症日と原因微生物の潜伏期間の間に医学的な関連性が認められること
- 原因微生物と臨床症状の間に医学的な関連性が認められること
- 医療機関を受診した患者を診察した医師から，食品衛生法に基づく食中毒診断の届け出がなされたこと

遡り調査による
原因の推定

● 偶然食べなかった人（休暇などで不在だった人）は，いずれも症状がなかったこと

Q6 オッズ比による原因食品の推定

Q6の解答

　　c.「サラダ」が原因食品である可能性が高い．

　Q2の計算結果と疫学調査の結果を総合的に評価して，オッズ比の最も高い食品「サラダ」が原因食品である可能性が高いと結論づける．学校給食の保存検体から病原微生物が検出されなかったとしても，食中毒の原因食品であることを否定することにならない．

〈文献〉
1) Seiji Morioka, Tooru Sakata, et al：A food-borne norovirus outbreak at a primary school in Wakayama Prefecture. Japanese Journal of Infectious Diseases, 59(3):205-207, 2006.
2) 安武 繁：保健所研修ノート．第3版，pp145-172，医歯薬出版，2014.
3) 医療情報科学研究所：サブノート保健医療・公衆衛生2015．pp118-151，メディックメディア，2014.

3 感染症予防対策の評価

ここで学習する重要事項

- 絶対危険度減少率
- 治療必要数

事例問題 3

インフルエンザ予防ワクチンの効果を評価する

この事例問題では，予防ワクチン投与の効果を評価する「絶対危険度減少率」「治療必要数」について学習しよう．予防ワクチン投与による発症予防や治療による改善効果は，第1章，第2章で学習したリスク評価と同じように考えればよい．

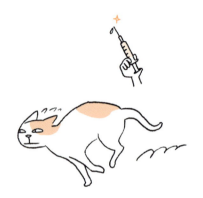

インフルエンザ予防ワクチンの効果を評価するため，介入研究が行われた．"インフルエンザ予防ワクチンの投与"と"インフルエンザ様症状の発症"の関係を調べた研究結果を表3-1に示す．

表3-1 予防ワクチン投与の有無と発症の有無との関係

		インフルエンザ様症状		合計
		発症	未発症	
インフルエンザ予防ワクチン	投与群	20	480	500
	未投与群	100	400	500
合計		120	880	1,000

Q1 効果が期待される予防ワクチンによって，発症のリスクがどれくらい減少するかを表す指標「絶対危険度減少率」はいくらか．

Q2 1人のインフルエンザ未発症者を得るために予防ワクチンを投与する必要がある人数「治療必要数」をＱ１の結果をもとに求めなさい．

Q3 Ｑ１，Ｑ２の結果から，「絶対危険度減少率」と「治療必要数」の解釈について説明しなさい．

Q4 予防ワクチンや治療薬の効果を評価するには介入研究が推奨される．介入研究について説明しなさい．

答えと解説

Q1 絶対危険度減少率を求める

絶対危険度減少率

第1章と同様に，ワクチン投与の有無と発症の有無の関係は，"4つの基本情報"をもとに，表3-2，図3-1のように整理できる．"4つの基本情報"とは，母集団全体 T [人]，ワクチン投与の割合 W（$0<W<1$），ワクチン非投与群での発症率 I_0（$0<I_0<1$），ワクチン投与群での発症率 I_1（$0<I_1<1$）である．

表3-2 "ワクチン投与の有無"と"発症の有無"の2×2分割表

		発症あり	発症なし	合計
ワクチン投与	あり	$I_1 \times W \times T$	$(1-I_1) \times W \times T$	$W \times T$
	なし	$I_0 \times (1-W) \times T$	$(1-I_0) \times (1-W) \times T$	$(1-W) \times T$
合計		T_1	T_2	T

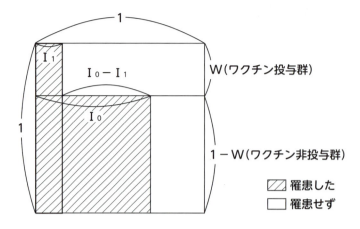

図3-1 ワクチン投与の有無と発症の有無の関係

　ワクチン非投与群では，そのうち I_0 の割合に相当する人数が症状を発症する．一方，ワクチン投与群でも，そのうち I_1 の割合に相当する人数が症状を発症する．この割合の差，すなわち "$I_0 - I_1$" に相当する部分（図3-1）は，ワクチン投与によって"純粋に"症状の発症を予防できる割合を表すもので，絶対危険度減少率（absolute risk reduction；ARR）という．

　ワクチン投与によって"純粋に"予防できた人数は $W \times T \times (I_0 - I_1)$ ［人］，この人数がワクチン投与群の中で占める割合 $\dfrac{W \times T \times (I_0 - I_1)}{W \times T}$ が絶対危険度減少率である．

絶対危険度減少率（ARR）の求め方

絶対危険度減少率（ARR）
＝ワクチン非投与群の罹患率－ワクチン投与群の罹患率＝$I_0 - I_1$

Q1の解答

絶対危険度減少率（ARR）＝ $I_0 - I_1$
　　　　　　　　　　　　＝ 100/500 − 20/500 ＝ 80/500 ＝ 0.16

Q2 治療必要数を求める

治療必要数（number needed to treat；NNT）の問題は、「1人の"純粋な"発症予防を得るために、x人に対して予防ワクチンを投与する必要がある」というように考えるとよい．

ワクチン非投与群の$(1-W) \times T$［人］全員に対してワクチン投与したとき、その中で"純粋に"予防できると期待される人数は、$(I_0 - I_1) \times (1-W) \times T$［人］である．これと同様に、「x人にワクチン投与したとき、"純粋に"1人予防できる」と考える．"算数の比の考え方"により、次の式が成立する．

$$(1-W) \times T[人]：(I_0 - I_1) \times (1-W) \times T[人] = x[人]：1[人]$$

$$\therefore (I_0 - I_1) \times (1-W) \times T \times x = (1-W) \times T \times 1$$

$$x = \frac{(1-W) \times T \times 1}{(I_0 - I_1) \times (1-W) \times T} = \frac{1}{I_0 - I_1}$$

$$= \frac{1}{ARR}$$

<u>治療必要数（NNT）は絶対危険度減少率（ARR）の逆数である</u>．たとえばARRが20％（0.2）であるとき$1/0.2 = 5$となり、5人にワクチン投与を行うと1人の発症を予防できることを意味する．

🐱 治療必要数（NNT）の求め方

$$治療必要数（NNT）= \frac{1}{絶対危険度減少率（ARR）}$$

🐱 Q2の解答

$$NNT（治療必要数）= 1/ARR（絶対危険度減少率）$$
$$= 1/(80/500) = 6.25 [人]$$

Q3 絶対危険度減少率と治療必要数の解釈

絶対危険度減少率（ARR）の逆数は治療必要数（NNT）であり、治療やワクチン投与の効果を表すのによく用いられる指標である．この公式は覚えやすいが、最初から丸覚えしようとせず、一度は自分で公式を導いておこう．

Q3の解答

関係式から，分母の絶対危険度減少率（ＡＲＲ）が大きいとき，治療必要数（ＮＮＴ）の数値は小さくなることがわかる．したがって，治療必要数（ＮＮＴ）の値が小さいほど，ワクチン投与の効果が大きいと評価できる．

ここで"ワクチン投与"は"治療薬投与"と置き換えて考えてよい．すなわち，治療によって症状が悪化するリスクが減少する（＝改善する）効果を調べるときにも治療必要数（ＮＮＴ）が用いられる．

Q4 介入研究について

Q4の解答

介入研究は，新たに開発された治療やワクチン投与の効果について正確な疫学的評価を行うときに実施される．介入研究とは，研究対象のバイアス（偏り）をできるだけ取り除くために，研究対象者を介入群と対照群の２群に無作為に配分して比較する方法である．このような介入研究は，無作為比較対照試験（randomized controlled trial；ＲＣＴ）といわれる．

介入群と対照群の配分を研究対象者または研究者が知っていると，その後の対処行動が変化して結果に影響を与える可能性がある．この影響を取り除くため，この配分を研究対象者および研究者の両者に伏せておく方法がとられる．この方法を二重盲検試験（double blind test）という．

介入研究を実際に行うにあたっては，安全についてのインフォームド・コンセントを得るなど，倫理上の問題をクリアする必要があるため，容易に実施できない．研究企画の内容について研究倫理委員会の審査を受ける必要がある．詳細は疫学の専門書を参照されたい．

〈文献〉
1) 高橋茂樹，西 基：STEP 公衆衛生 第13版．pp96-130，海馬書房，2014．
2) 医療情報科学研究所：サブノート保健医療・公衆衛生2015．pp118-151，メディックメディア，2014．
3) Harris M, Taylor G：Medical statistics made easy．奥田千恵子訳，たったこれだけ！ 医療統計学．改訂2版．pp45-49，金芳堂，2015．

第 II 部
スクリーニング検査による判定と保健指導のあり方

- 第4章　スクリーニング検査結果の評価と保健指導
- 第5章　判別基準値の設定と財政負担
- 第6章　2種類のスクリーニング検査の組み合わせ

　臨床診断や集団健康診断では，最初に簡便なスクリーニング検査が行われ，陽性と判定されたときに，次の段階として精密検査が行われることが多い．重要なことは，受診者はスクリーニング検査の結果をどう受けとめたらよいのか，医療従事者は受診者に対してどう保健指導することが適切であるかということである．

　第II部では，スクリーニング検査の効率性を評価する方法，具体的には感度，特異度，陽性反応的中度などを算出する方法を学ぶ．

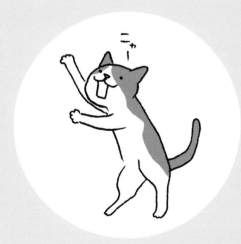

4 スクリーニング検査結果の評価と保健指導

ここで学習する重要事項

- 感度と特異度
- 陽性反応的中度と有病率の関係
- 陰性反応的中度と有病率の関係
- 陽性尤度比と検査前オッズ，検査後オッズの関係

事例問題 4-1
潜在性結核感染症における保健指導を考える

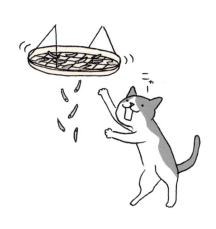

　スクリーニング検査を行う場合，その効率の良さを表す「感度」「特異度」の大きさに応じて"偽陽性"と"偽陰性"がどうしても生じる．また，母集団の有病率の大きさによって，スクリーニング検査で陽性であったとき真に疾病を有す確率は大きく異なる．この事例問題では，潜在性結核感染症の可能性がある結核接触者に対して行ったスクリーニング検査結果の評価と保健指導の留意点について学習する．

　「潜在性結核感染症」とは，排菌のある肺結核患者と接触する機会があって，新たに強い結核感染を受け，現在結核を発病していないが，将来発病するリスクが高いと考えられるケースである．発病予防のため"内服治療"（従来の化学予防）を積極的に勧める．
　ツベルクリン反応検査は，過去のＢＣＧ接種の影響を受けるため，わが国の成人では潜在性結核感染症でなくても陽性に出ることが多く，検査の特異度が低いことが問題点としてあげられる．現在では，ＢＣＧ接種の影響を受けず，結核に感染したことがあるかどうかを判定する新しい血液検査法が普及している．この血液検査法はツベルクリン反応検査と比較して感度も特異度も優れた検査である．
　本問では，"血液検査Ｒ"というスクリーニング検査を仮想して，潜在性結核感染症の

診断能力を表す感度と特異度に関連した疫学統計指標を考えることにする．

ところで，一般にスクリーニング検査による診断では，結果として次の2通りの"診断の誤り"が生じることは避けられない（表4-1）．

表4-1 偽陰性，偽陽性と感度，特異度

		真に疾病を有すか	
		疾病あり	疾病なし
スクリーニング検査	陽性	感度（正しく判定）	"偽陽性"
	陰性	"偽陰性"	特異度（正しく判定）

●偽陰性と感度	●真に潜在性結核感染症であるが，検査陰性と誤って判定してしまうケースを偽陰性という． ●真に潜在性結核感染症であるケースを検査陽性と正しく判定する確率を感度という．
●偽陽性と特異度	●真に潜在性結核感染症ではないが，検査陽性と誤って判定してしまうケースを偽陽性という． ●真に潜在性結核感染症でないケースを検査陰性と正しく判定する確率を特異度という．

接触者健診は，優先度を決めて"濃厚接触者"と"非濃厚接触者"に分類して行う場合が多い．濃厚接触者の集団では，潜在性結核感染症のケースが発生する確率が高いと予想される．

集団Aは"濃厚接触者"であり，潜在性結核感染症の有病率（pA）が10％であるとする．集団Aは1,000人で構成されている．

集団Bは"非濃厚接触者"であり，排菌のある結核患者との接触の程度が比較的低く，潜在性結核感染症の有病率（pB）が1％であるとする．集団Bは10,000人で構成されている．

有病率（検査前確率）が大きく異なる2つの集団A，Bについて，検査結果が陽性であった場合，陰性であった場合のそれぞれについて，解釈の仕方，保健指導のあり方を検討してみよう．

血液検査Rの感度は0.90，特異度は0.95であると仮定する．また，集団A，集団BのいずれもＢＣＧの既接種者であるとする．

Q1 集団Aについて，(1)〜(6)の問いに答えなさい．

(1) 血液検査Rの感度，特異度，有病率から，次の表に適切な数字を入れ，"2×2分割表"を完成させなさい．

(単位：人)

		潜在性結核感染症		合計
		あり	なし	
血液検査R	陽性			
	陰性			
合計				1,000

(2) 陽性反応的中度（検査後確率）はいくらか．
(3) 陰性反応的中度はいくらか．
(4) 陽性尤度比はいくらか．
(5) 検査前オッズ，検査後オッズはそれぞれいくらか．
(6) 検査前オッズ，検査後オッズと陽性尤度比の数学的な関係について説明しなさい．

Q2 集団Bについて，(1)〜(5)の問いに答えなさい．

(1) 血液検査Rの感度，特異度，有病率から，次の表に適切な数字を入れ，"2×2分割表"を完成させなさい．

(単位：人)

		潜在性結核感染症		合計
		あり	なし	
血液検査R	陽性			
	陰性			
合計				10,000

(2) 陽性反応的中度（検査後確率）はいくらか．
(3) 陰性反応的中度はいくらか．
(4) 陽性尤度比はいくらか．
(5) 検査前オッズ，検査後オッズはそれぞれいくらか．

Q3 集団Aと集団Bについて，(1)～(3)の問いに答えなさい．

(1) Q1，Q2の結果を次の一覧表にまとめなさい．この表より，有病率（検査前確率）の大きさと陽性反応的中度（検査後確率），陰性反応的中度の関係について説明しなさい．

	集団A 有病率（検査前確率）=0.1	集団B 有病率（検査前確率）=0.01
陽性反応的中度		
陰性反応的中度		
陽性尤度比		
検査前オッズ		
検査後オッズ		

(2) 有病率（検査前確率）の大きさと陽性反応的中度（検査後確率）の数学的な関係について説明しなさい．

(3) 有病率（検査前確率）の大きさと陰性反応的中度の数学的な関係について説明しなさい．

Q4 Q1～Q3の結果より，有病率が大きく異なる集団A，集団Bにおいて，血液検査Rで陽性に出た場合，陰性と出た場合，それぞれの解釈のあり方と保健指導の留意事項について考察しなさい．

答えと解説

Q1 感度，特異度，有病率から"基本となる2×2分割表"を完成させる

　診療の場では，まず簡便に実施できるスクリーニング検査を行い，陽性であった場合にのみ次の段階として精密検査を行い，真に疾病を有すかどうかを確認することが多い．

　ここで関心があるのは，スクリーニング検査で陽性であった場合に，真に疾病を有す確率がどれくらい高いのかということである．これを陽性反応的中度（検査後確率）という．

　特に感度が高いといわれているスクリーニング検査では，受検者はスクリーニング検査で陽性であった場合に，まず間違いなく真に疾病を有すと受けとめがちである．このとき受検者は大きな不安にとらわれてしまうので，スクリーニング検査の段階で無用な不安を持たないよ

う，受検者に対し十分にわかりやすい説明をすることが必要である．

実際には有病率が低いほど，陽性反応的中度は低くなる．このことを実感してもらうため，この問題を提示した．

🐾 "基本となる2×2分割表"の作成

スクリーニング検査を評価するための"4つの基本情報"（母集団全体の人数T，有病率p，感度Se，特異度Sp）をもとに，"基本となる2×2分割表"（表4-2）を構成するすべてのセルの数値を算出することができる．感度，特異度の問題が出たら，まず次の"基本となる2×2分割表"を作ろう．その際，必ず合計欄を設けることが大切である．合計欄を含めると，3×3＝9つのセルができる．

スクリーニング検査を評価するための"4つの基本情報"

T（total）：母集団全体の人数 （正の整数）
p（prevalence）：有病率(真に疾病を有す確率)＝検査前確率 （0＜p＜1）
Se（sensitivity）：感度 （0＜Se＜1）
Sp（specificity）：特異度 （0＜Sp＜1）

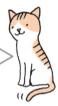

表4-2 基本となる2×2分割表　　　　　　　　　　　　　　　　　　　　（単位：人）

スクリーニング検査		真に疾病を有すか		合計
		疾病あり	疾病なし	
スクリーニング検査	陽性	a	b	a+b
	陰性	c	d	c+d
合計		a+c	b+d	T(=a+b+c+d)

🐾 有病率（検査前確率）

有病率(検査前確率，prevalance)とは，「スクリーニング検査を受ける前の段階で，母集団全体の中で真に疾病を有す人の割合」のことである．本書では"p"と表記する．

> ## 🐾 有病率(p)の求め方
>
> $$有病率（検査前確率）(p) = \frac{（分母の中で）真に疾病を有す人数}{母集団全体の人数}$$
>
> $$= \frac{a+c}{T}$$

　この式から，有病率（検査前確率）(p)を用いて，「真に疾病を有す人数」「真に疾病を有さない人数」を求めることができる．

　真に疾病を有す人数 $(a+c)$ ＝有病率（検査前確率）(p)×母集団全体の人数 (T) ＝ p×T
　∴ 真に疾病を有さない人数 $(b+d)$
　＝母集団全体の人数 (T) － 真に疾病を有す人数 $(a+c)$
　＝ T － p×T
　＝ (1 － p)×T

🐾 感度

　感度 (sensitivity) とは，「真にこの疾病を有す人をスクリーニング検査で陽性と判定する割合（確率）」のことである．本書では "Se" と表記する．

> ## 🐾 感度(Se)の求め方
>
> $$感度（Se）= \frac{（分母の中で）検査陽性の人数}{真に疾病を有す人数}$$
>
> $$= \frac{a}{a+c}$$

　この式から，感度 (Se) を用いて，「（真に疾病を有す人の中で）検査で陽性と判定される人数」「（真に疾病を有す人の中で）検査で陰性と判定される人数」を求めることができる．

（真に疾病を有す人の中で）検査陽性の人数（a）

＝感度（Se）×真に疾病を有す人数（a＋c）

＝感度（Se）×有病率（p）×全体の人数（T）

＝Se×p×T

（真に疾病を有す人の中で）検査陰性の人数（c）

＝真に疾病を有す人数－（真に疾病を有す人の中で）検査陽性の人数（a）

＝有病率（p）×全体の人数（T）－感度（Se）×有病率（p）×全体の人数（T）

＝（1－Se）×p×T

特異度

　特異度（specificity）とは，「真にその疾病を有していない人をスクリーニング検査で陰性と判定する割合（確率）」のことである．本書では"Sp"と表記する．

特異度（Sp）の求め方

$$特異度（Sp）＝\frac{（分母の中で）検査陰性の人数}{真に疾病を有さない人数}＝\frac{d}{b＋d}$$

　この式から，特異度（Sp）を用いて，「（真に疾病を有さない人の中で）検査で陰性と判定される人数」「（真に疾病を有さない人の中で）検査で陽性と判定される人数」を求めることができる．

（真に疾病を有さない人の中で）検査陰性の人数（d）

＝特異度（Sp）×真に疾病を有さない人数（b＋d）

＝Sp×（1－p）×T

（真に疾病を有さない人の中で）検査陽性の人数（b）

＝真に疾病を有さない人数－（真に疾病を有さない人の中で）検査陰性の人数（d）

＝（1－p）×T－Sp×（1－p）×T

＝（1－Sp）×（1－p）×T

以上の計算式を"基本となる2×2分割表"（表4-2）に当てはめたものが表4-3である．この表をもとに，スクリーニング検査関連のいろいろな疫学統計指標（検査後確率，陽性尤度比など）をすぐに求めることができる．

表4-3　いろいろな疫学統計指標で表した2×2分割表　　　　　　　　　　　（単位：人）

		真に疾病を有すか		合計
		有す	有さない	
スクリーニング検査	陽性	$a = Se \times p \times T$	$b = (1-Sp) \times (1-p) \times T$ 【偽陽性】	$a+b = Se \times p \times T + (1-Sp) \times (1-p) \times T$
	陰性	$c = (1-Se) \times p \times T$ 【偽陰性】	$d = Sp \times (1-p) \times T$	$c+d = (1-Se) \times p \times T + Sp \times (1-p) \times T$
合計		$a+c = p \times T$	$b+d = (1-p) \times T$	$a+b+c+d = T$

　"4つの基本情報"（T，p，Se，Sp）と表4-3より，計算結果は次のようになる．

Q1(1)の解答

表4-4　集団Aの2×2分割表　　　　　　　　　　　　　　　　　　　　　（単位：人）

		潜在性結核感染症		合計
		あり	なし	
血液検査R	陽性	90	45	135
	陰性	10	855	865
合計		100	900	1,000

集団全体と有病率，感度，特異度の関係を図示すると・・・

一辺の大きさを1とした"正方形"を描き，そこに「真に疾病を有す群」と「真に疾病を有さない群」それぞれについて，検査陽性，検査陰性の割合を図示すると，有病率，感度，特異度の関係がわかりやすい．

この"正方形"は母集団全体を表す．「真に疾病を有す群」の母集団全体の中で占める割合が"有病率（p）"に相当する．「真に疾病を有す群」の中で検査陽性の部分が"感度（Se）"に，「真に疾病を有さない群（疾病なし）」の中で検査陰性の部分が"特異度（Sp）"に相当する．

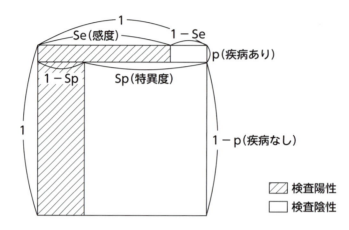

図4-1　疾病の有無と検査結果に基づく感度・特異度の関係

陽性反応的中度（検査後確率）

陽性反応的中度とは，「スクリーニング検査で陽性と判定された人の中で，真に疾病を有している確率」のことである．実際の診療の場では関心の高い疫学統計指標である．

陽性反応的中度（検査後確率）の求め方

$$\text{陽性反応的中度（検査後確率）} = \frac{\text{（分母の中で）真に疾病を有す人数}}{\text{検査陽性の人数}}$$

$$= \frac{a}{a+b}$$

$$= \frac{Se \times p \times T}{Se \times p \times T + (1-Sp) \times (1-p) \times T}$$

$$= \frac{Se \times p}{Se \times p + (1-Sp) \times (1-p)}$$

確率を求める"分数の式"で重要なことは，分子にくるのは，分母の中の一部分であることである．このように，"場合の数"である人数をそれぞれ求めるという最も基本的な確率の考え方で，陽性反応的中度（検査後確率）を算出することができる．"条件付き確率"として大げさに

構える必要はない.

> **Q1(2)の解答**
>
> 陽性反応的中度（検査後確率）$= \dfrac{Se \times pA}{Se \times pA + (1-Sp) \times (1-pA)}$
>
> $= \dfrac{0.90 \times 0.10}{0.90 \times 0.10 + (1-0.95) \times (1-0.10)}$
>
> $= 0.67$ （67％）

陰性反応的中度

陰性反応的中度とは,「スクリーニング検査で陰性と判定された人の中で, 真に疾病を有していない確率」のことである. 検査が"陰性"という結果をどの程度信用してよいかを表す疫学統計指標といってよい.

> **陰性反応的中度の求め方**
>
> 陰性反応的中度 $= \dfrac{\text{（分母の中で）真に疾病を有さない人数}}{\text{検査陰性の人数}}$
>
> $= \dfrac{d}{c+d}$
>
> $= \dfrac{Sp \times (1-p) \times T}{(1-Se) \times p \times T + Sp \times (1-p) \times T}$
>
> $= \dfrac{Sp \times (1-p)}{(1-Se) \times p + Sp \times (1-p)}$

> **Q1(3)の解答**
>
> 陰性反応的中度 $= \dfrac{Sp \times (1-pA)}{(1-Se) \times pA + Sp \times (1-pA)}$
>
> $= \dfrac{0.95 \times (1-0.10)}{(1-0.90) \times 0.10 + 0.95 \times (1-0.10)}$
>
> $= 0.988$ （98.8％）

陰性反応的中度が高いのは, 有病率が低く, 感度と特異度が両方とも大きいことによる.

🐾 陽性尤度比

　尤度（likelihood）という言葉は日常会話であまり使わないが，"確からしさ"という意味である．尤度比とは，確率同士の比（ratio）だと覚えておこう．オッズ比と同様，単位を有さない．

　陽性尤度比（likelihood ratio；LR）とは，「真に疾病を有す人が検査で陽性と判定される確率は，真に疾病を有していない人が検査で陽性と判定される確率の何倍であるか」を表している．分母・分子ともに，"陽性と判定される確率"だと覚えておけばよい．

　要するに，真に疾病を有す人は，真に疾病を有さない人と比べて何倍検査で陽性と判定されやすいか（likelihood ratio＝確からしさの比）と理解しておけばよい．"陽性尤度比"は診断の際に重要視される疫学統計指標である．

🐾 陽性尤度比（LR）の求め方

$$
\begin{aligned}
\text{陽性尤度比（LR）} &= \frac{\text{真に疾病を有す人が検査陽性になる確率}}{\text{真に疾病を有さない人が検査陽性になる確率}} \\
&= \frac{\text{（分母の中で）検査陽性の人数／真に疾病を有す人数}}{\text{（分母の中で）検査陽性の人数／真に疾病を有さない人数}} \\
&= \frac{a/(a+c)}{b/(b+d)} = \frac{a(b+d)}{b(a+c)} = \frac{Se \times p \times T \times \{(1-p) \times T\}}{(1-Sp) \times (1-p) \times T \times (p \times T)} \\
&= \frac{Se}{1-Sp}
\end{aligned}
$$

　このように，陽性尤度比は感度と特異度の単純な式で表されることがわかった．なお，"正方形の図"（40頁）を見ると，上記の関係式は明らかである．

🐱 Q1（4）の解答

$$\text{陽性尤度比} = \frac{Se}{1-Sp} = \frac{0.90}{1-0.95} = 18$$

　陽性尤度比が18というのは極めて高い数字であり，血液検査Rは効率の良いスクリーニング検査であるといえる．

🐾 陽性尤度比（LR）の意義

　陽性尤度比の計算式より，感度が大きいほど，また特異度が大きい（分母の値が小さくなる）ほど，陽性尤度比は大きくなることがわかる．したがって，陽性尤度比が大きいほど，そのスクリーニング検査は効率が良いことがわかる．

　感度と特異度は有病率の大きさの影響を受けない．したがって，陽性尤度比の式からわかる

ように，陽性尤度比は有病率の大きさに影響を受けない．

　左記の陽性尤度比の計算式を最初から丸覚えしないでほしい．尤度比の本来の意味をしっかり理解してから覚えるようにしよう．公式を最初から丸覚えしようとすると，勉強が面白くなくなる．疫学統計学の本来の意味を理解していれば，自分で式を立てることができる．

🐾 オッズ（odds）の概念

〈オッズ（odds）〉

　オッズ（odds）とは，事象が"起こる確率"は"起こらない確率"の何倍かを表している．

> **オッズ（odds）の求め方**
>
> $$\text{オッズ(odds)} = \frac{\text{ある事象が起こる確率}}{\text{ある事象が起こらない確率}} = \frac{\text{ある事象が起こる確率}}{1 - \text{ある事象が起こる確率}} = \frac{p}{1-p}$$

　オッズの概念は英米的な感覚である．日本では，オッズがいくらだという言い方は日常会話で普通しない．次のように理解しておくと忘れない．

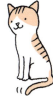

> **オッズの覚え方**
>
> "明日の天気晴れ"の確率が80％と予想されているとする．かなり高い確率である．筆者なら傘を持って行かない．確率80％のオッズの計算は，p/(1 − p) = 0.8/(1 − 0.8) = 0.8/0.2 ="4"となる．同様に確率90％では，オッズは"9"になる．確率60％というと，どっちになるかわからないという気がするが，オッズは"1.5"である．一般にオッズが2.5以上（確率p = 0.71である）では，"そうなる見込み"は大きいと筆者は考える．

〈オッズと確率との関係〉

$$\text{オッズ} = f(p) = \frac{p}{1-p} = \frac{p-1+1}{1-p} = \frac{1}{1-p} - 1 = -\frac{1}{p-1} - 1$$

　オッズと確率の関係は図4-2のような"双曲線"である．
　確率が0のとき，オッズの値は0である．確率が0.5のとき，オッズは1である．面白いことに，確率が1のときはオッズの値を計算できない．確率が1のとき，数学では絶対に0で割ることはできないので，オッズは"計算不能"である（気持ちは無限大と言いたいところである）．

双曲線の図を見ると，確率が1に近づきだんだん大きくなるにつれて，オッズの値は急上昇することがわかる．

このように，オッズは，$0 \leq p < 1$ の範囲において"単調に増加する"．双曲線を実際に描くことで，確率とオッズの関係を実感できる．

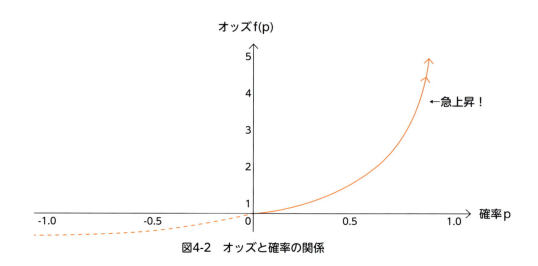

図4-2　オッズと確率の関係

検査前オッズ，検査後オッズと陽性尤度比との関係

第2章の症例対照研究でも述べたが，オッズが用いられる機会は多い．ここでは，"検査前オッズ""検査後オッズ"と陽性尤度比との数学的な関係について検討する．なお，オッズ比（odds ratio）については，第2章で詳述したので参照されたい．

$$検査前オッズ = \frac{検査前確率}{1 - 検査前確率} = \frac{p}{1-p}$$

$$検査後オッズ = \frac{検査後確率}{1 - 検査後確率} = \frac{\dfrac{Se \times p}{Se \times p + (1-Sp)(1-p)}}{1 - \dfrac{Se \times p}{Se \times p + (1-Sp)(1-p)}}$$

$$= \frac{\dfrac{Se \times p}{Se \times p + (1-Sp)(1-p)}}{\dfrac{Se \times p + (1-Sp)(1-p) - Se \times p}{Se \times p + (1-Sp)(1-p)}}$$

$$= \frac{Se \times p}{(1-Sp)(1-p)}$$

$$= \frac{Se}{1-Sp} \times \frac{p}{1-p}$$

ここで，$\frac{Se}{1-Sp}$＝陽性尤度比（LR）であるから，検査後オッズは次のような単純な式で表されることがわかった．

> **検査後オッズ，検査前オッズ，陽性尤度比の関係**
> 検査後オッズ＝陽性尤度比（LR）×検査前オッズ

Q1(5)の解答

$$検査前オッズ = \frac{pA}{1-pA} = \frac{0.1}{1-0.1} = 0.11$$

$$検査後オッズ = \frac{Se}{1-Sp} \times \frac{pA}{1-pA}$$

$$= \frac{0.9}{1-0.95} \times \frac{0.1}{1-0.1} = 2$$

〈検査後オッズ，検査前オッズ，陽性尤度比の関係式の意義〉

図4-2で見たように，オッズは確率の大きさを反映している．したがって"検査前オッズ"は，有病率（検査前確率）の大きさを反映し，"検査後オッズ"は，陽性反応的中度（検査後確率）の大きさを反映している．

Q1(6)の解答

検査後オッズ＝陽性尤度比×検査前オッズであるから，検査前オッズ（あるいは有病率）が大きいほど検査後オッズ（あるいは陽性反応的中度）が大きくなる．また，陽性尤度比は有病率すなわち検査前オッズの影響を受けないため，陽性尤度比が高い有効なスクリーニング検査法を採用すると，検査後オッズ（あるいは陽性反応的中度）は上昇することがわかる．

Q2 集団Bについて

Q2はQ1と同様に解くことができる．

Q2(1)の解答

表4-5 集団Bの2×2分割表

		潜在性結核感染症 あり	潜在性結核感染症 なし	合計
血液検査R	陽性	90	495	585
血液検査R	陰性	10	9,405	9,415
合計		100	9,900	10,000

Q2(2)の解答

$$陽性反応的中度（検査後確率）=\frac{Se \times pB}{Se \times pB + (1-Sp) \times (1-pB)}$$
$$=\frac{0.90 \times 0.01}{0.90 \times 0.01 + (1-0.95) \times (1-0.01)}$$
$$=0.15 \ (15\%)$$

Q2(3)の解答

$$陰性反応的中度=\frac{Sp \times (1-pB)}{(1-Se) \times pB + Sp \times (1-pB)}$$
$$=\frac{0.95 \times (1-0.01)}{(1-0.90) \times 0.01 + 0.95 \times (1-0.01)}$$
$$=0.999 \ (99.9\%)$$

Q2(4)の解答

$$陽性尤度比=\frac{Se}{1-Sp}=\frac{0.90}{1-0.95}=18$$

前述したとおり，陽性尤度比は有病率の大きさに影響を受けないため，Q2（4）で求める値はQ1（4）の値と同じになる．

Q2(5)の解答

$$検査前オッズ = \frac{pB}{1-pB} = \frac{0.01}{1-0.01} = 0.01$$

$$検査後オッズ = \frac{Se}{1-Sp} \times \frac{pB}{1-pB} = \frac{0.9}{1-0.95} \times \frac{0.01}{1-0.01} = 0.18$$

Q3 有病率（検査前確率）と陽性反応的中度（検査後確率），陰性反応的中度との関係

Q3(1)の解答

表4-6　集団Aと集団Bの疫学統計指標

	集団A 有病率（検査前確率）＝0.1	集団B 有病率（検査前確率）＝0.01
陽性反応的中度	0.67	0.15
陰性反応的中度	0.988	0.999
陽性尤度比	18	18
検査前オッズ	0.11	0.01
検査後オッズ	2	0.18

- 有病率（検査前確率）が小さいとき，陽性反応的中度（検査後確率）は小さいことがわかった．
- 有病率（検査前確率）が小さいとき，陰性反応的中度はやや大きな値をとる．集団A，Bともに陰性反応的中度が大きな値を取るのは，感度と特異度が大きいことと有病率（検査前確率）が小さいためである．

有病率と陽性反応的中度，陰性反応的中度との関係

〈有病率と陽性反応的中度（検査後確率）との関係〉

$$陽性反応的中度（検査後確率）= \frac{Se \times p}{Se \times p + (1-Sp)(1-p)}$$

分母と分子を p で割って（$p \neq 0$），

$$= \frac{Se}{Se + (1-Sp)\left(\frac{1}{p} - 1\right)}$$

Se, Sp は定数で，0<Se<1, 0<Sp<1 である．また，0<p<1 より $\frac{1}{p} - 1 > 0$ である．

Q3(2)の解答

有病率（p）が大きいほど（1に近いほど），計算式の分母にある $\frac{1}{p} - 1$ の値は小さくなるため，陽性反応的中度（検査後確率）は大きくなることが数学的に理解できる．
一方，有病率（p）が小さいほど（0に近いほど），陽性反応的中度（検査後確率）は小さくなる．

　保健指導では有病率（p）が小さい場合に特に留意しなければならない．スクリーニング検査で陽性と判定されても，真に当該疾病を有す確率は非常に低いからである．
　この事例問題では有病率が低いため，陽性反応的中度も低かった．"偽陽性"に配慮した保健指導が必要である．"陽性反応的中度を上げる"ためには，詳しい問診，周囲の状況，診察所見など，さらに情報収集を行う必要があることを知っておこう．

〈有病率と陰性反応的中度との関係〉

$$陰性反応的中度 = \frac{Sp \times (1-p)}{(1-Se) \times p + Sp \times (1-p)}$$

分母と分子を 1−p で割って（$p \neq 1$），

$$= \frac{Sp}{(1-Se)\left(\frac{1}{1-p} - 1\right) + Sp}$$

Se, Sp は定数で，0<Se<1, 0<Sp<1 である．また，0<p<1 より $\frac{1}{1-p} - 1 > 0$ である．

スクリーニング検査
結果の評価と保健指導

> **Q3(3)の解答**
>
> 有病率（p）が大きいほど（1に近いほど），計算式の分母にある$\frac{1}{1-p}$の値は大きくなるため，陰性反応的中度は小さくなることが数学的に理解できる．
> 一方，有病率（p）が小さいほど（0に近いほど），陰性反応的中度は大きくなる．

　この事例問題では，検査の感度と特異度は高く，集団A，集団Bのいずれも有病率が低いため，陰性反応的中度は高い値を示した．一般に有病率が大きい母集団では，スクリーニング検査で陰性と判定されても，真に疾病を有さない確率は比較的低いと考える．経過観察や真に患者であることを前提とした対応が必要になるケースもある．
　例えばインフルエンザ流行期では，患者周囲に多くのインフルエンザ患者がいるため，鼻咽頭ぬぐい液のスクリーニング検査で陰性であっても，典型的な臨床症状が認められれば，真にインフルエンザである可能性が高い．

Q4　保健指導で留意すべき事項

スクリーニング検査で避けられない"2種類の誤り"

　スクリーニング検査の段階では，真に疾病を有しているかどうかは誰にもわからない．表4-7に示されているように，スクリーニング検査では，偽陽性と偽陰性という"2種類の誤り"がどうしても起こる．
　スクリーニング検査で，陽性と判定された場合，陰性と判定された場合，それぞれの結果の受けとめ方について，受診者にわかりやすく保健指導を行うことがスクリーニング検査実施者の大切な仕事である．

表4-7　スクリーニング検査に伴う"2種類の誤り"

		真に疾病を有すか	
		疾病あり	疾病なし
スクリーニング検査	陽性	（正しく判定）	"偽陽性"
	陰性	"偽陰性"	（正しく判定）

　Q1，Q2の計算結果より，有病率（検査前確率）が低い集団B（pB=0.01）では，陽性反応的中度（検査後確率）は15％であった．これは，有病率（検査前確率）が高い集団A（pA=0.10）の陽性反応的中度67％よりかなり低かった．

潜在性結核感染症の保健指導では，有病率が低い集団に対しても十分配慮する必要がある．

Q4の解答

2種類の誤り	保健指導の留意事項
真に潜在性結核感染症を有すが，検査で陰性と判定された	● 検査で陰性と判定されても，将来結核を発症しないかどうか，慎重に経過観察を行うことが保健指導の基本である． ● 咳が長引くといった結核の症状が出現していないかどうか，定期的に健康チェックを行う．症状が出現したら，早めに医療機関を受診するよう保健指導（"有症状時の早期受診"）を行う． ● 結核の標準治療法は確立している．したがって，このケースについても，定期的な健康チェックと"有症状時の早期受診"の保健指導で対応できる．
真に潜在性結核感染症を有さないが，検査で陽性と判定された	● 通常6〜9カ月程度の内服治療（従来の化学予防）を継続しなければならないので，大きな心理的負担をかけてしまう．最も注意すべきは，不規則な服薬によって薬剤耐性が生じることである．保健指導では特に服薬支援を重視する． ● 有病率（検査前確率）が高いときには陽性反応的中度（検査後確率）は上昇する．特に塵肺や糖尿病など，結核発症のリスクファクターを有する人には積極的に内服治療を勧めることを検討する．内服治療が完了すれば，将来の結核発症のリスクを低下させる効果があるので，内服治療の意義は大きい．

疫学統計指標の意味と保健指導

スクリーニング検査の結果をもとに保健指導をするとき，"偽陽性"と"偽陰性"の存在を念頭に置いて保健指導のあり方を考えよう．有病率の大きさから陽性反応的中度を予想することも重要である．

■ 疫学を学ぶ重要性

疫学の考え方は公衆衛生だけで必要というわけではない．臨床に従事する看護師は患者さんに臨床検査の結果を説明する場面がある．この事例問題のように，日常の診療で行われている臨床検査の結果を解釈するときに疫学の学習は大いに役立つ．また，疫学の考え方をしっかり理解していると，自分の言葉で患者さんにとってわかりやい説明をすることができる．

■ 疫学統計指標の数式を最初から丸覚えしようとしない

この事例問題では多くの疫学統計指標が出てきた．数式を最初から丸覚えするのではなく，それぞれの指標の意味を自分の言葉でよく理解しておくと，簡単に数式を立てることができる．

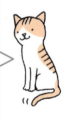

事例問題 ❹-2
HIV抗体検査における保健指導を考える

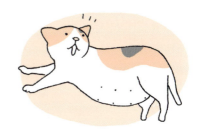

わが国ではHIV（エイズウイルス）の母子感染を予防するため，妊婦に対してHIV感染の有無を調べるよう勧めている．最初に実施されるスクリーニング検査であるHIV抗体検査の感度と特異度は，両方とも非常に高い．この事例問題では，感度と特異度が両方とも非常に高い場合にも"偽陽性"が生じることを計算結果から理解して，保健指導のあり方について考えてみよう．

わが国では全妊婦を対象としたHIV抗体検査が勧められている．最初にHIV抗体スクリーニング検査（迅速法）が行われ，陰性と判定された場合には，その段階で検査終了となる．陽性と判定された場合には，次の段階として「確認検査」を行う．
　HIV抗体スクリーニング検査（迅速法）の感度が100％，特異度が99％で，HIV感染者は全妊婦の0.01％であると仮定し，年間1,000,000人の妊婦を対象として実施されるとする．

Q1 HIV感染の有無とスクリーニング検査の結果との関係を表す2×2分割表を作成しなさい．

Q2 Q1の結果をもとに，検査結果を告知する際の保健指導の留意点について考察しなさい．

Q1 HIV感染の有無とスクリーニング検査の結果との関係

　この検査は，感度が100％，特異度が99％といずれも非常に高いため，ほぼ"完璧な"検査という印象を持つかもしれない．感度が100％であるから，解答の表にあるように，"偽陰性"は0である．

Q1の解答

表4-8 "HIV抗体検査結果"と"HIV感染"の2×2分割表

		HIV感染症 あり	HIV感染症 なし	合計
HIV抗体スクリーニング検査	陽性	100	9,999	10,099
HIV抗体スクリーニング検査	陰性	0	989,901	989,901
合計		100	999,900	1,000,000

Q2 HIV抗体スクリーニング検査の結果を告知する際の保健指導の留意点

　Q1で作成した2×2分割表からわかるとおり，9,999人（何と約1万人！）という多くの妊婦がスクリーニング検査で"偽陽性"となる．

　わが国では，妊婦のＨＩＶ感染率（有病率に相当する）は比較的低い．検査件数が多いため，結果として"偽陽性"の人がこれほど多く出るのである．したがって，スクリーニング検査で陽性と判定された場合でも，真にＨＩＶに感染している確率（陽性反応的中度に相当する）は非常に低い．

Q2の解答

　スクリーニング検査で陽性と判定された場合には，次の段階として確認検査が行われ，確認検査の結果告知が行われるまでさらに数日を要することがある．それまでに無用な不安を減少させるため，「スクリーニング検査で陽性と判定されても，真にHIVに感染している確率は非常に低い」ことを伝えるなどの適切な保健指導が必要である．

〈文献〉
1）医療情報科学研究所：サブノート保健医療・公衆衛生2015．pp118-151，メディックメディア，2014．
2）秋山 裕：統計学基礎講義 第2版．pp63-76，慶應義塾大学出版会，2015．
3）Raymond B A（柳沼 壽訳）：初歩からの数学〈3〉論理・確率とマルコフ連鎖，pp43-103，丸善出版，2015．

5 判別基準値の設定と財政負担

ここで学習する重要事項

- 判別基準値（カットオフポイント）の設定と感度・特異度の関係
- 感度・特異度とROC曲線の関係
- スクリーニング検査に伴う財政負担と保健政策

事例問題 5

スクリーニング検査の効率を高める方法を検討する

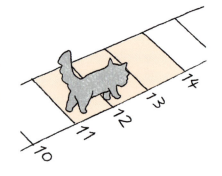

　スクリーニング検査を実施する際には，"正常"と"異常"を判別するポイント（判別基準値という）をいくつに設定すれば最も効率が良いかが検討される．この事例問題ではまず，判別基準値の設定に応じて，スクリーニング検査の感度・特異度がどのように変化するかを知ろう．さらに，最も効率の良い判別基準値の設定の仕方について，ROC曲線およびスクリーニング検査を実施する自治体が負担する費用の観点から考えてみよう．

　スクリーニング検査は，症状がない人を対象として，身体的・心理的・経済的に大きな負担をかけずに，ある疾病に罹患している可能性があるかどうかを調べるものである．この事例問題では，ある癌を早期発見するために，癌腫瘍マーカーの測定を行うスクリーニング検査（血液検査）について考える．

　腫瘍マーカー陽性であるとしても，それだけで真にがんを有するかどうかを確定できない．また，陰性であるとしても，真にがんを有さないとはいえない．すなわち，検査値が非常に高いからといってその分，真に癌である可能性が高いとはいえない．

　腫瘍マーカーの測定値（以下，測定値という）が，設定した判別基準値以上あればスクリーニング検査陽性（要精密検査），判別基準値未満であればスクリーニング検査陰性（異常なし）と判定するものとする．このように，スクリーニング検査では，判別基準値（カッ

トオフポイントといわれる）の設定によって，「要精密検査」か「異常なし」かが決まる．判別基準値を低めに設定すると，真に癌を有さない人をスクリーニング検査陽性（偽陽性）と判定してしまうケースが多くなる．一方，判別基準値を高めに設定すると，真に癌を有す人をスクリーニング検査陰性（偽陰性）と判定してしまうケースが多くなる．

このスクリーニング検査は，次の基本条件を満たしているものとする．

[スクリーニング検査の基本条件]
- 症状のない，健康な人を対象として行われる．
- 検査を行う段階では，真に疾病を有すかどうかは誰もわからない．
- 受検者に大きな身体的・心理的負担をかけない．
- 精密検査によって，真に癌を有すかどうかを確定できる．
- 癌を早期に発見して適切に治療することによって，生命予後を延伸させる成果が期待できる．

適切な研究方法で，スクリーニング検査の"正常（真に癌を有さない）群"と"真に癌を有す群"の関係が調べられた．結果表（表5-1）と分布図（図5-1）を示す．

表5-1　スクリーニング検査の結果表　　　　　　　　　（単位：人）

検査値	正常（真に癌を有さない） （合計：1,425）	真に癌を有す （合計：75）
0	7	0
1	18	0
2	34	0
3	89	0
4	155	0
5	204	0
6	186	0
7	161	0
8	143	0
9	137	1
10	97	1
11	76	3
12	52	4
13	33	7
14	23	7

15	10	9
16	0	18
17	0	13
18	0	8
19	0	3
20	0	1
21≦	0	0

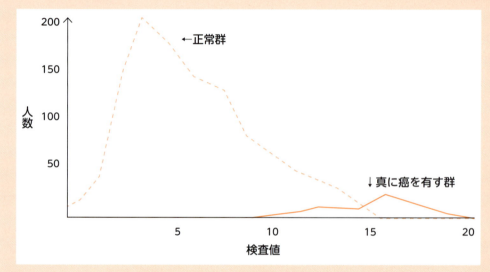

図5-1 スクリーニング検査結果の分布図

　表5-1と図5-1を見ると，検査値が10以下では「真に癌を有す人」は2人であるが，検査値が11以上から「真に癌を有す人」が多く出現するようになっている．14を判別基準値として考えてみると，検査値が13以下では「真に癌を有す人」が16人（16/75＝21.3％）もいるため，判別基準値を15以上にはできない．このことより，適切な判別基準値として11〜14が候補にあげられそうである．

　以下の設問の計算結果は，小数点第2位を四捨五入し，小数点第1位まで求めなさい．

Q1 判別基準値を"11"と低めに設定したとする．

(1) 真に癌を有す人が，「スクリーニング検査陰性（癌の疑いはない）」と判定されるのは何人か．このとき，感度はいくらか．

(2) 真に癌を有さない人が，「スクリーニング検査陽性（癌の疑いがある）」と判定されるのは何人か．このとき，特異度はいくらか．

Q2 判別基準値を"14"と高めに設定したとする．

(1) 真に癌を有す人が，「スクリーニング検査陰性（癌の疑いはない）」と判定されるのは何人か．このとき，感度はいくらか．

(2) 真に癌を有さない人が，「スクリーニング検査陽性（癌の疑いがある）」と判定されるのは何人か．このとき，特異度はいくらか．

Q3 前問Q1，Q2と同様に，判別基準値を"12"，"13"と設定したときの感度と特異度をそれぞれ求めなさい．

Q4 判別基準値の設定によって，感度と特異度が変化することがわかる．Q1～Q3の計算結果をもとに，判別基準値の設定と感度・特異度の関係について説明しなさい．

Q5 判別基準値の設定によって，感度が下がる（"偽陰性"が増える），特異度が下がる（"偽陽性"が増える）ことに対する適切な保健指導のあり方について述べなさい．

Q6 A市は，癌健診の有効性を市民に説明するため，このスクリーニング検査では90％以上の感度を確保し，かつ特異度も90％以上としたいとしている．このためには，判別基準値をいくらに設定すればよいか．判別基準値として11以上14以下の中から最も適切な整数値を示しなさい．また，このときの感度，特異度はそれぞれいくらか．

Q7 スクリーニング検査として最も効率が良い判別基準値を設定する際には，ＲＯＣ曲線を作成して検討する方法がよく用いられる．ＲＯＣ曲線は，判別基準値に応じた"感度"と"1－特異度"の関係を示したグラフである．ＲＯＣ曲線を眺めることによって，最も効率の良い判別基準値を"視覚的に"知ることができる．

Q1～3の計算結果から，判別基準値を11，12，13，14に設定したときのＲＯＣ曲線を描きなさい．

Q8 Q7のＲＯＣ曲線から，最もバランスよく感度，特異度の両方が高くなるような判別基準値を判定しなさい．

さて，A市で10万人を対象として，このスクリーニング検査を行うとする．財政的に効率が良い事業でなければ，事業費の確保について財政部局の了承を得られない．

"財政的に効率が良い"とは，次のように考えた．スクリーニング検査によって発生する財政負担には，スクリーニング検査および精密検査にかかる費用の他に，スクリーニング検査がどうしても有す"2つの誤り"(偽陰性および偽陽性)に伴う社会経済的損失があると考える．この社会経済的損失の大きさをわかりやすくするため，表5-2に自治体が負担する金額をまとめた．自治体の費用負担総額が大きいほど，A市財政部局は，このスクリーニング検査を"非効率的である"ととらえる．

表5-2　スクリーニング検査結果に伴って発生する自治体の費用負担額

項目	負担額
スクリーニング検査（全員）	1,000円/1人当たり
精密検査	30,000円/1人当たり
偽陰性のケース（真に癌を有すが検査陰性と判定された場合）	10,000,000円/1人当たり
偽陽性のケース（真に癌を有さないが検査陽性と判定された場合）	20,000円/1人当たり

スクリーニング検査対象者のうち，真に癌を有す人の割合（有病率）は5%（＝75/1,500）とする．

Q9 判別基準値を11，12，13，14に設定したときに自治体が負担する費用の総額を求める．次の表の各セルに適切な数値を記入しなさい（感度，特異度についてはQ1～Q3の答えを記入すればよい）．また，自治体が負担する費用の総額が最小となるのは，判別基準値がいくらのときか．

	判別基準値			
	11	12	13	14
感度				
特異度				
スクリーニング検査（全員）				
精密検査（検査陽性の人）				
偽陰性のケース				

偽陽性のケース				
自治体の費用負担総額				

Q10 自治体は，判別基準値をいくらに設定すればよいか．Q5，6，8，9の結果を踏まえ，総合的に考察しなさい．

(本問題は文献1) の大学入試問題を参考に作成)

答えと解説

Q1 判別基準値を11と設定したときの感度，特異度

感度と特異度の定義は第4章で詳述した．判別基準値（カットオフポイント）の設定（C_1，C_2，C_3）によって，感度と特異度の大きさや互いの関係が変化する様子は，図5-2で考えると理解しやすい．なお，カットオフポイント（cut-off point）の頭文字からC_1，C_2，C_3と表記した．

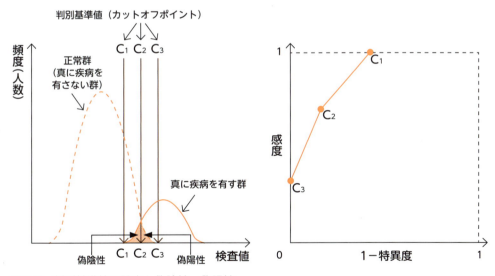

図5-2 判別基準値の設定と偽陰性・偽陽性

〈感度〉

感度とは，真に癌を有す人が検査陽性と正しく判定される割合（確率）である．図5-2では，真に疾病を有す群について考えればよい．感度の大きさは，真に疾病を有す群のうち，判別基準値（カットオフポイント）以上の部分の占める面積の割合である．C_1からC_2，C_3になると，

感度の大きさが低下することがわかる．

　この問いでは，判別基準値11未満に属する「真に疾病を有す人」の人数を合計すればよい．判別基準値が11と比較的低い場合には，真に癌を有す人を「異常なし」と判定してしまうケースは少なくなる．

🐱 Q1(1)の解答

真に癌を有す人が検査陰性（異常なし）と判定されるのは，
$$1+1=2\,[人]$$
であるから，
$$感度 = \frac{(分母の中で)検査陽性の人数}{真に疾病を有す人数}$$
$$= \frac{75-検査陰性の人数}{75} = \frac{75-2}{75} = \frac{73}{75} = 0.973$$

〈特異度〉

　特異度とは，真に癌を有さない人が検査陰性と正しく判定され割合（確率）である．図5-2では，真に疾病を有さない群について考えればよい．特異度の大きさは，真に疾病を有さない群のうち，判別基準値（カットオフポイント）未満の部分の占める面積の割合である．C_1からC_2，C_3になると，特異度の大きさが上昇することがわかる．

　この問いでは，判別基準値11以上に属する「真に疾病を有さない人」の人数を合計すればよい．判別基準値が11と比較的低い場合には，真に癌を有さない人を「要精密検査」と判定してしまうケースが多くなる．

🐱 Q1(2)の解答

真に癌を有さない人が検査陽性（要精密検査）と判定されるのは，
$$76+52+33+23+10=194\,[人]$$
であるから，
$$特異度 = \frac{(分母の中で)検査陰性の人数}{真に疾病を有さない人数}$$
$$= \frac{1{,}425-検査陽性の人数}{1{,}425} = \frac{1{,}425-194}{1{,}425} = \frac{1{,}231}{1{,}425} = 0.864$$

Q2 判別基準値を14と設定したときの感度,特異度

Q1と同様に考えればよい.

〈感度〉

判別基準値が14と比較的高い場合には,真に疾病を有す人を「異常なし」と判定してしまうケースが多くなる.

Q2(1)の解答

真に癌を有す人が検査陰性(異常なし)と判定されるのは,

$$1+1+3+4+7=16 \text{ [人]}$$

であるから,

$$\text{感度} = \frac{\text{(分母の中で)検査陽性の人数}}{\text{真に疾病を有す人数}}$$

$$= \frac{75 - \text{検査陰性の人数}}{75} = \frac{75 - 16}{75} = \frac{59}{75} = 0.787$$

〈特異度〉

判別基準値が14と比較的高い場合には,真に疾病を有さない人を「要精密検査」と判定してしまうケースは少なくなる.

Q2(2)の解答

真に癌を有さない人が,検査陽性(要精密検査)と判定されるのは,

$$23 + 10 = 33 \text{ [人]}$$

であるから,

$$\text{特異度} = \frac{\text{(分母の中で)検査陰性の人数}}{\text{真に疾病を有さない人数}}$$

$$= \frac{1{,}425 - \text{検査陽性の人数}}{1{,}425} = \frac{1{,}425 - 33}{1{,}425} = \frac{1{,}392}{1{,}425} = 0.977$$

Q3 判別基準値を12,13と設定したときの感度,特異度

Q1,Q2と同様に考えればよい.

Q3の解答

〈判別基準値が12のとき〉

$$感度 = \frac{(分母の中で)検査陽性の人数}{真に疾病を有す人数}$$

$$= \frac{75 - 検査陰性の人数}{75} = \frac{75 - (1+1+3)}{75} = \frac{70}{75} = 0.933$$

$$特異度 = \frac{(分母の中で)検査陰性の人数}{真に疾病を有さない人数}$$

$$= \frac{1,425 - 検査陽性の人数}{1,425}$$

$$= \frac{1,425 - (52+33+23+10)}{1,425} = \frac{1,307}{1,425} = 0.917$$

〈判別基準値が13のとき〉

$$感度 = \frac{(分母の中で)検査陽性の人数}{真に疾病を有す人数}$$

$$= \frac{75 - 検査陰性の人数}{75} = \frac{75 - (1+1+3+4)}{75} = \frac{66}{75} = 0.88$$

$$特異度 = \frac{(分母の中で)検査陰性の人数}{真に疾病を有さない人数}$$

$$= \frac{1,425 - 検査陽性の人数}{1,425}$$

$$= \frac{1,425 - (33+23+10)}{1,425} = \frac{1,359}{1,425} = 0.954$$

Q4 判別基準値の設定による感度と特異度の関係

● 判別基準値を低い値に設定すると（図5-2のC_1），真に癌を有する人の大部分（95％以上）を検査陽性と判定できる．すなわち，感度が高くなる．一方，真に癌を有さない人の多くの人数を検査陽性と判定してしまう（偽陽性）．すなわち，特異度（真に癌を有さない人を検査陰性と判定する確率）が低くなる．

● 判別基準値を高い値に設定すると（図5-2のC_3），真に癌を有さない人の大部分（95％以上）を検査陰性と判定できる．すなわち，特異度が高くなる．一方，真に癌を有す人の多くの人数を検査陰性と判定してしまう（偽陰性）．すなわち，感度が低下する．

Q4の解答

スクリーニング検査の判別基準値を変更することによって感度が上がると，一方で特異度は下がる．逆に，感度が下がると，一方で特異度は上がることがわかる．このように，どちらかが上がれば，もう一方は低下するシーソーのような関係を"トレード・オフ (trade-off)"の関係という．スクリーニング検査では，感度と特異度が"トレード・オフ"の関係になるのは，どうしても避けられない．

"トレード・オフ"の関係は日常生活でもみられる．何か大切なことを成し遂げるためには，まずそれを優先して取り組み，他のことをしない（後回しにする）のと同じことである．すべてのことを同時にうまく行うことはできない．

Q5 スクリーニング検査結果に対する保健指導のあり方

Q5の解答

〈偽陰性に対する保健指導のあり方〉

最も大きな問題は，真に癌を有す人の"見逃し"になることである．早期に適切な治療を受ければ治癒するケースがある．その場合，大きな社会経済的損失となる．この損失に対して，本問では「1,000万円を支払う」ことが示されている．

次の内容の保健指導が必要である．
- 引き続き定期的に健診を受けるように勧める．
- 罹患しやすくさせる危険因子の除去（禁煙など）の保健指導を行う．
- 家族歴があるなど"検査前確率が高い"と判断されるケースでは，定期的に健診を受けるよう保健指導を行う．
- 症状が出現したときは，早期に医療機関を受診する（有症状受診）よう保健指導を行う．

〈偽陽性に対する保健指導のあり方〉

精密検査は，その対象者に身体的，心理的負担をかける．また，精密検査に要する費用や時間の損失（休業など）による社会経済的損失も大きい．この損失に対して，本問では「2万円を支払う」ことが示されている．実際には真に癌を有さない人数は多いため，スクリーニング検査の特異度が低く，"偽陽性"が多く出れば，精密検査に関連した大きな社会経済的損失が生じることになる．

"偽陽性"が多く出たときのもう1つの問題は，無用な不安を与えた結果，検査陽性に対する信頼性が低下してしまい（イソップ寓話の"狼少年"化する），「どうせまた偽陽性だろう」と考えて精密検査を受ける人が減少するおそれがあることである．検査陽性の次の

ステップである精密検査を実際に受けないと，スクリーニング検査そのものが意味をなさなくなってしまう．次の内容の保健指導が必要である．
- 精密検査を受けることの必要性について，個別に詳しい保健指導が必要である．
- 精密検査を受けることに対して過大な心配をしないように精神的支援を行う．
- 引き続き定期的な健診を受けるように勧める．その際，コンプライアンスを維持するためには，無用な不安を与えないようにする．

Q6 感度，特異度の条件による判別基準値の設定

- 判別基準値を11に設定すると，Q1の計算結果から感度は97.3％と非常に高いが，特異度は86.4％である．判別基準値を10以下に設定すると，感度はさらに上がるが，特異度は下がる．
- 判別基準値を12に設定すると，Q3の計算結果から感度は93.3％である．特異度も91.7％と高い値を示した．
- 判別基準値を13に設定すると，感度は88％と低くなってしまう．判別基準値を14以上に設定すると，感度はさらに低下する．

Q6の解答

感度も特異度も90％以上という条件を満たす最適な判別基準値は12である．このとき，Q3の計算結果から，感度は93.3％，特異度は91.7％である．

Q7 ROC曲線の作成

ROC（receiver operating characteristic；受信者動作特性）曲線の図の形式は決まっている．Q7の解答にあるように，横軸は"1－特異度"，縦軸は"感度"である．例えばC_{11}の座標は，判別基準値を11としたときの（1－特異度，感度）のポイントを表している（1－特異度＝1－0.864＝0.136，感度＝0.973）．

Q4で検討したように，判別基準値の設定に応じて，感度が上がれば特異度が下がる．また，その逆が成り立つことから，右上がりの図を描く．

Q7の解答

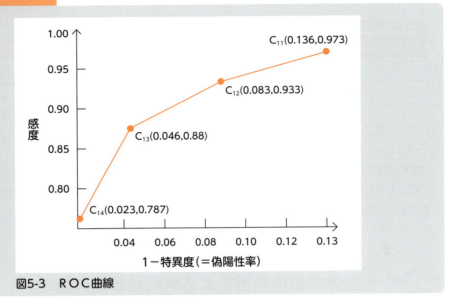

図5-3　ROC曲線

Q8　ROC曲線による判別基準値の設定

ROC曲線の意義

　ROC曲線を見ることによって，感度と特異度からみたスクリーニング検査の効率性を知ることができる．感度と特異度が"バランスよく高い"ほど，陽性尤度比は高い値を取る．感度と特異度の両方がバランスよく高い判別基準値の座標は，ROC曲線では"左上"の方向にある．数学的には，左上の頂点座標（0, 1）（特異度1，感度1の座標）からの距離Lが最短となる判別基準値が最も効率が良いといえる．この距離Lは次の式で表される．

$$L^2 = (1 - 特異度)^2 + (1 - 感度)^2$$

　この式より，左上の頂点座標（0, 1）からそれぞれの判別基準値の座標までの距離を求めると表5-3のようになる．

Q8の解答

表5-3 判別基準値の設定と(0,1)からの距離の関係

判別基準値	1−特異度	感度	$L^2=(1-特異度)^2+(1-感度)^2$
11	0.136	0.973	0.019225
12	0.083	0.933	0.011378
13	0.046	0.88	0.016516
14	0.023	0.787	0.045898

この表より,左上の頂点座標(0, 1)からの距離が最短になるのは,判別基準値を12に設定したときである.これは,Q6の条件(感度も特異度も0.90以上)を満たす最適な判別基準値が12であることと一致した.

Q9 自治体の費用負担による判別基準値の設定

スクリーニング検査結果と疾病の関係は,"基本となる2×2分割表"で示される(表5-4).関係の組み合わせとして4つのセルがあるが,このうち問題になるのは,"偽陽性"(分割表のb人)および"偽陰性"(分割表のc人)である.

表5-4 いろいろな疫学統計指標で表した2×2分割表(表4-3再掲)　　(単位:人)

		疾病 あり	疾病 なし	合計
スクリーニング検査	陽性	$a = Se \times p \times T$	$b = (1-Sp) \times (1-p) \times T$ 【偽陽性】	$a+b = Se \times p \times T + (1-Sp) \times (1-p) \times T$
	陰性	$c = (1-Se) \times p \times T$ 【偽陰性】	$d = Sp \times (1-p) \times T$	$c+d = (1-Se) \times p \times T + Sp \times (1-p) \times T$
合計		$a+c = p \times T$	$b+d = (1-p) \times T$	$a+b+c+d = T$

表5-4より,自治体の費用負担は表5-5のように計算できる.

表5-5 自治体の費用負担

スクリーニング検査➡全員が対象	1,000円×T
精密検査 ➡スクリーニング検査陽性の人が対象	30,000円× {Se×p×T+(1−Sp)×(1−p)×T}
偽陰性のケース ➡真に癌を有すが検査陰性と判定された場合	10,000,000円×(1−Se)×p×T
偽陽性のケース ➡真に癌を有さないが検査陽性と判定された場合	20,000円×(1−Sp)×(1−p)×T

表5-5をもとに費用負担の総額を算出すると，Q9の解答のようになる．判別基準値が11，12，13，14のときの感度と特異度，偽陰性と偽陽性のそれぞれの人数はすでに前問までに求めてある．

Q9の解答

次の表より，自治体の費用負担総額が最小となるのは，判別基準値を11に設定したときである．

表5-6 判別基準値別の自治体が負担する費用の総額

	判別基準値			
	11	12	13	14
感度	0.973	0.933	0.880	0.787
特異度	0.864	0.917	0.954	0.977
スクリーニング検査（全員） 1,000円×T	100 [百万円]	100 [百万円]	100 [百万円]	100 [百万円]
精密検査 （スクリーニング検査陽性の人が対象になる） 30,000円× {Se×p×T+(1−Sp)×(1−p)×T}	533.55 [百万円]	376.5 [百万円]	263.1 [百万円]	183.6 [百万円]
偽陰性のケース （真に癌を有すが検査陰性と判定された場合） 10,000,000円×(1−Se)×p×T	1,350 [百万円]	3,350 [百万円]	6,000 [百万円]	10,650 [百万円]
偽陽性のケース （真に癌を有さないが検査陽性と判定された場合） 20,000円×(1−Sp)×(1−p)×T	258.4 [百万円]	157.7 [百万円]	87.4 [百万円]	43.7 [百万円]
費用負担総額	2,241.95 [百万円]	3,984.2 [百万円]	6,450.5 [百万円]	10,977.3 [百万円]

判別基準値が低いほどスクリーニング検査の感度が高くなるため，偽陰性（見逃し）が少なくなる．このことが，自治体の費用負担総額を少なくすることにつながることがわかった．また，費用負担総額が最小となる判別基準値（11）は，ＲＯＣ曲線からみた最も効率の良い判別基準値（12）と一致しなかった．

Q10 判別基準値の設定に関する考察

次の内容は例示である．学生同士でしっかり議論していただきたい．

Q10の解答

①まず感度を上げて"見逃し"を抑えることを考える

感度が低いとき，真に癌を有す人の多くをスクリーニング検査陰性と判定してしまう（偽陰性）．偽陰性は，受診者には"見逃し"と受けとられてしまう．"偽陰性"が多く出ると，早期に適切な治療を受ける機会を逃したことによる個人および社会の経済損失が大きくなるおそれがある．

まずは，できるだけ"見逃し"を抑えるために，できるだけ高い感度となるように判別基準値を設定することが基本的姿勢である．判別基準値11における感度は97.3％と非常に高く，自治体の費用負担総額は最小であった．

②次に特異度も上げたいと考える

感度を高めることで特異度が低くなると，多くの偽陽性が出現して精密検査の対象となる人数が増え，要する費用も大きくなる．受診者にとっても，身体的・心理的負担や社会経済的損失が生じる．

③最適な判別基準値とは，感度も特異度もバランスよく高いこと

Q7で作成したROC曲線からは，12が効率の良い判別基準値と判定された．これは，Q6の条件（感度も特異度も90％以上）を満たす判別基準値と一致した．基本的には，ROC曲線において感度，特異度のバランスが最もよい（左上の頂点座標から最短距離の）判別基準値を選ぶとよい．

前述のように保健行政の立場からは，感度を上げることを第一の目標とすることが基本姿勢であるが，判別基準値の決定にあたっては，長期にわたる健康管理を行う観点から，スクリーニング検査結果に対する保健指導のあり方（Q5を参照）をもとに，疾病の特性を総合的に考慮することが大切である．

判別基準値の設定と財政負担

〈文献〉
1）教学社編集部：2009年度版　医歯薬・医療系入試シリーズ　大分大学医学部医学科．pp57-72，教学社，2008．
2）Gordis L（木原正博，他訳）：疫学　医学的研究と実践のサイエンス．pp207-253，メディカル・サイエンス・インターナショナル，2010．
3）医療情報科学研究所：サブノート保健医療・公衆衛生2015．pp118-151，メディックメディア，2014．
4）髙橋 茂樹，西 基：STEP SERIES　公衆衛生．第13版，pp96-130，海馬書房，2014．

6 2種類のスクリーニング検査の組み合わせ

> **ここで学習する重要事項**
> - スクリーニング検査の組み合わせによる感度と特異度
> - 独立な試行の確率に関する定理

事例問題 6
2種類のスクリーニング検査の組み合わせによる感度・特異度を考える

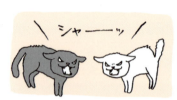

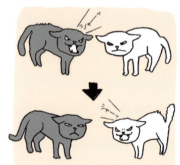

　臨床の場におけるスクリーニング検査では，1種類の検査だけでなく，複数の検査を組み合わせて総合的に評価する場合もある．この事例問題では，前立腺癌に対するスクリーニング検査を例に，2種類の検査を組み合わせることで，最終的な感度・特異度がどのように変わるのかを考えてみよう．また，その結果から，複数の検査を組み合わせて実施するスクリーニング検査のあり方について考察してみよう．

　超高齢社会の到来とともに，前立腺癌は近年増加傾向にある．現在の前立腺癌に対するスクリーニング検査としては，"血清PSA検査"が一般的であるが，この問題では学習目的で，"直腸診検査"と"血清PSA検査"の2種類の検査を組み合わせることを仮想する．各検査の感度，特異度は表6-1のとおりとする．

表6-1　2つの検査の感度と特異度

検査	感度	特異度
直腸診検査	$Se_1=0.52$	$Sp_1=0.95$
血清PSA検査	$Se_2=0.67$	$Sp_2=0.98$

2種類の検査を段階的に行う方法（2段階法）と，同時に行う方法（同時法）を考える（表6-2）．

表6-2　2段階法と同時法

2段階法	最初に直腸診検査を行い，検査陽性と判定された場合に限り，次の段階として血清PSA検査を行う．直腸診検査で検査陰性と判定された場合は，それで検査終了となる．血清PSA検査でも検査陽性と判定された場合に，最終的に陽性（要精密検査）とする．
同時法	直腸診検査および血清PSA検査を同時に行い，どちらか1つでも検査陽性と判定された場合に，最終的に陽性（要精密検査）とする．

2段階法を行うか，同時法を行うかによって，スクリーニング検査の効率性がどのように変わるかについて，それぞれの"最終的な"感度，特異度（表6-3）を求めて考えてみよう．

表6-3　"最終的な"感度と特異度

"最終的な"感度	母集団で真に前立腺癌を有す人の中で，"最終的に"陽性（要精密検査）と判定された人の割合（確率）
"最終的な"特異度	母集団で真に前立腺癌を有さない人の中で，"最終的に"異常なしと判定された人の割合（確率）

Q1　2段階法を行ったとする．次の（1），（2）に答えなさい．

（1）"最終的な"感度と特異度はいくらか．
（2）直腸診検査，血清PSA検査をそれぞれ単独で行った場合の感度，特異度と比較考察しなさい．

Q2　同時法を行ったとする．次の（1），（2）に答えなさい

（1）"最終的な"感度と特異度はいくらか．
（2）直腸診検査，血清PSA検査をそれぞれ単独で行った場合の感度，特異度と比較考察しなさい．

Q3　2段階法と同時法のうち，どちらの方法が効率的といえるだろうか．Q1，Q2の結果を踏まえて，次の（1），（2），（3）について考察しなさい．

（1）感度と特異度からみた効率性
（2）検査にかかる費用と受診者の負担
（3）診断・保健指導を行う医療従事者の立場

（本問題は文献1）を参考に作成）

答えと解説

2段階法での感度，特異度

　まず"基本となる2×2分割表"（36頁，表4-2）を作成することが解法の基本である．母集団全体の人数をT[人]とする．有病率をpとする．それぞれのスクリーニング検査の感度（Se）と特異度（Sp）は与えられている．これらは疫学統計指標を考えるための"4つの基本情報"である．

　Q1では，確率を"場合の数"の考え方で解いてみる．まず確率の定義を確認しておこう．

確率の定義

事象Aが起こる確率 $P(A) = \dfrac{(分母の中で)事象Aが起こる場合の数}{すべての事象の場合の数}$

必ず，$0 \leq P(A) \leq 1$ である．

確率を求める式の分母と分子

　確率を計算する分母の"すべての事象の場合の数"は，基本的に母集団全体の人数（T）であるが，感度や特異度のように"条件付き確率"（p129参照）を扱う場合には，その条件に該当する"場合の数"が分母になる．分子の"事象Aが起こる場合の数"は，必ず分母の"場合の数"の中に含まれていなければならない．

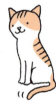

🐾 第1段階の検査（直腸診検査）

　有病率がp，第1段階の検査（直腸診検査）の感度がSe_1，特異度がSp_1であることから，表6-4が得られる．値が得られた箇所から少しずつセルを埋めていく．各セルの人数は，母集団全体の人数（T），有病率，感度，特異度の"4つの基本情報"からすべて求めることができる．第1段階の検査陽性，検査陰性それぞれの合計については計算式が煩雑なため，T_1，T_2と表記する．

　このように，有病率，感度，特異度の意味をよく理解していれば，確率論の考え方を使わなくても，"場合の数"の考え方で解くことができる．

表6-4　"第1段階の検査（直腸診検査）結果"と"前立腺癌の有無"の2×2分割表　　　（単位：人）

直腸診		前立腺癌 あり	前立腺癌 なし	合計
直腸診	陽性	$p \times T \times Se_1$	$(1-p) \times T \times (1-Sp_1)$	T_1
直腸診	陰性	$p \times T \times (1-Se_1)$	$(1-p) \times T \times Sp_1$	T_2
合計		$p \times T$	$(1-p) \times T$	T

🐾 第2段階の検査（血清PSA検査）

　第1段階で検査陽性であったT_1［人］だけを対象に（表6-4の合計T_1の行），次の段階として血清PSA検査が行われる．このT_1［人］の中で，真に前立腺癌を有す人数と有さない人数は表6-4と全く同じである．

　第2段階の検査（血清PSA検査）の感度がSe_2，特異度がSp_2であることから，表6-5が得られる．第2段階の検査陽性，検査陰性それぞれの合計については式が煩雑なため，T_3，T_4と表記する．

表6-5　第2段階の検査（血清PSA検査）のスクリーニング検査結果　　　（単位：人）

PSA検査		前立腺癌 あり	前立腺癌 なし	合計
PSA検査	陽性	$p \times T \times Se_1 \times Se_2$	$(1-p) \times T \times (1-Sp_1) \times (1-Sp_2)$	T_3
PSA検査	陰性	$p \times T \times Se_1 \times (1-Se_2)$	$(1-p) \times T \times (1-Sp_1) \times Sp_2$	T_4
合計		$p \times T \times Se_1$	$(1-p) \times T \times (1-Sp_1)$	T_1

🐾 "最終的な"感度

　"最終的な"感度とは，「母集団で真に前立腺癌を有す人の中で，"最終的に"陽性（要精密検査）と判定された人の割合（確率）」である．

　"最終的に"陽性（要精密検査）と判定されるのは，「第1段階で検査陽性と判定され，第2段階の検査へ進み，第2段階でも検査陽性と判定された場合」の1通りに限られる．式を立てると次のようになる．

$$\text{"最終的な"感度} = \frac{\text{(分母の中で)"最終的に"検査陽性と判定された人数}}{\text{母集団で真に前立腺癌を有す人数}}$$

$$= \frac{p \times T \times Se_1 \times Se_2}{p \times T} = Se_1 \times Se_2$$

😺 "最終的な"特異度

"最終的な"特異度とは,「母集団で真に前立腺癌を有さない人の中で,"最終的に"陰性と判定された人の割合(確率)」である.

"最終的に"陰性(異常なし)と判定されるのは,「①第1段階で検査陰性と判定された場合」「②第1段階で検査陽性と判定され,第2段階の検査へ進み,第2段階では検査陰性と判定された場合」の2通りがある.

①,②の2つの場合は,互いに排反な事象(同時に起こり得ない事象)であるから,「確率の加法定理」(124頁)より,両者を足したものが"最終的な"特異度になる.

"最終的な"特異度

$$= \frac{\text{(分母の中で)第1段階で検査陰性と判定された人数 + 第2段階で検査陰性と判定された人数}}{\text{母集団で真に前立腺癌を有さない人数}}$$

$$= \frac{(1-p) \times T \times Sp_1 + (1-p) \times T \times (1-Sp_1) \times Sp_2}{(1-p) \times T} = Sp_1 + Sp_2 - Sp_1 \times Sp_2$$

このように"最終的な"感度と特異度の式は,いずれも Se_1,Se_2,Sp_1,Sp_2 のシンプルな対称式で表されることがわかった.対称式とは,変数を入れ替えても計算結果が同じになる式である.

得られた式が対称式であることの意味は,2段階法において,検査Aと検査Bのどちらを先に行っても,その最終的な結果は同じであるということである.実際の臨床では,受検者にとってより身体的・心理的負担の少ない検査,あるいは,費用の安い検査を1段階目に行うことが原則である.

🐕 Q1(1)の解答

最終的な感度 $= Se_1 \times Se_2 = 0.52 \times 0.67 ≒ 0.35$
最終的な特異度 $= Sp_1 + Sp_2 - Sp_1 \times Sp_2 = 0.95 + 0.98 - 0.95 \times 0.98 ≒ 0.999$

🐱 Q1(2)の解答

　最終的な感度（$Se_1 \times Se_2$）と単独検査の感度（Se_1, Se_2）の大小を比較する．$0 < Se_1 < 1$，$0 < Se_2 < 1$より，$Se_1 \times Se_2 < Se_1$，$Se_1 \times Se_2 < Se_2$であるから，2段階法の最終的な感度は，単独検査の感度よりも低下する．

　次に，最終的な特異度（$Sp_1 + Sp_2 - Sp_1 \times Sp_2$）と単独検査の特異度（$Sp_1$, Sp_2）の大小を比較する．$0 < Sp_1 < 1$，$0 < Sp_2 < 1$より，$(Sp_1 + Sp_2 - Sp_1 \times Sp_2) - Sp_1 = (1 - Sp_1) \times Sp_2 > 0$である．同様に，$(Sp_1 + Sp_2 - Sp_1 \times Sp_2) - Sp_2 = (1 - Sp_2) \times Sp_1 > 0$である．よって，2段階法の最終的な特異度は，単独検査の特異度よりも上昇することがわかった．

　2段階の検査を経ることで，真に疾病を有さない人を最終的に検査陰性と判定できる能力を高め，偽陽性率を低くすることができる．一方で，感度は低下し，偽陰性率が高くなり，"見逃し"例が多く出ることを認識しておく必要がある．

Q2　同時法での感度，特異度

　Q1は，"場合の数"の考え方で解いた．Q2の同時法は，"確率論"の考え方を用いて解いてみよう．

😺 確率論を用いた検査結果の考え方

　この問題を確率論の考え方で解くために，1つのスクリーニング検査を"試行"とみなすことにする．直腸診検査，血清PSA検査はそれぞれ"独立して"行われている．これらの検査結果（陽性，陰性）は，互いに他方の検査結果（陽性，陰性）に直接影響を及ぼさないと考えることにする．すなわち，直腸診検査を試行A，血清PSA検査を試行Bとすると，試行Aと試行Bは"独立である"とみなすことにする．

　試行Aと試行Bを続けて行う試行の全体（同時法）を試行Cとする．試行Cの各事象は，表6-6に示すように，試行Aのすべての事象（P，Q）と試行Bのすべての事象（R，S）の組み合わせから成っている．試行Cについては，「独立な試行の確率に関する定理」の式が成り立つ．

2種類のスクリーニング検査の組み合わせ

表6-6 試行A,B,Cを行ったときに起こるすべての事象

試行A（直腸診検査）	事象P	● 陽性と判定された． → 事象Pの余事象は事象Qである．
	事象Q	● 陰性と判定された． → 事象Qの余事象は事象Pである．
試行B（血清PSA検査）	事象R	● 陽性と判定された． → 事象Rの余事象は事象Sである．
	事象S	● 陰性と判定された． → 事象Sの余事象は事象Rである．
試行Aと試行Bを続けて行う試行C（同時法）	事象Pかつ事象R	● P∩Rと表記する． ● 試行Aで陽性，試行Bで陽性と判定された． ● $P(P \cap R) = P(P) \times P(R)$ が成立．
	事象Pかつ事象S	● P∩Sと表記する． ● 試行Aで陽性，試行Bで陰性と判定された． ● $P(P \cap S) = P(P) \times P(S)$ が成立．
	事象Qかつ事象R	● Q∩Rと表記する． ● 試行Aで陰性，試行Bで陽性と判定された． ● $P(Q \cap R) = P(Q) \times P(R)$ が成立．
	事象Qかつ事象S	● Q∩Sと表記する． ● 試行Aで陰性，試行Bで陰性と判定された． ● $P(Q \cap S) = P(Q) \times P(S)$ が成立．

😺 "最終的な"感度

同時法での"最終的な"感度とは，「母集団で真に前立腺癌を有す人の中で，事象Pが起こる（感度Se_1に相当）か，または，事象Rが起こる（感度Se_2に相当）確率」のことである（図6-1）．感度の計算式の分母は"真に前立腺癌を有す人数"であるから，"条件付き確率"としてとらえることができる．

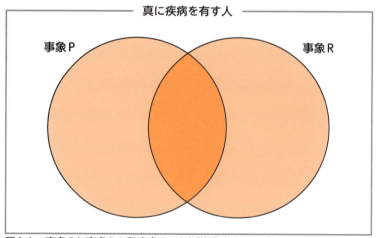

図6-1 事象Pと事象Rの和事象P∪Rを説明するベン図

> **確率を求める計算のポイント**
>
> 何度も述べるが，確率を計算するときに大切なことは，分母が何であるかをつねに明確にすることである．分子は必ず分母の中に含まれる"場合の数"となる．"場合の数"とは，それに相当するケースの人数であると考えたらよい．
>
> 分母が「真に疾病を有する人数」，分子が「（分母の中で）検査陽性と判定された人数」であれば，その確率は"感度"のことである．また，その余事象は，分母は同じで，分子が「（分母の中で）検査陰性と判定された人数」であるから，その確率は"偽陰性率"を表す．
>
> 同様に，分母が「真に疾病を有さない人数」，分子が「（分母の中で）検査陰性と判定された人数」であれば，その確率は"特異度"のことである．また，その余事象は，分母が同じで，分子が「分母の中で検査陽性と判定された人数」であるから，その確率は"偽陽性率"を表す．

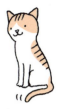

「和事象の確率の定理」（第10章を参照）より，"事象Pまたは（or）事象Rが起こる確率"は，"事象Pが起こる確率"と"事象Rが起こる確率"の和から，"事象Pが起こり，かつ（and）事象Rが起こる確率"（"ダブって"加算された積集合の部分の確率）を引いたものである（図6-1）．式で表すと次のようになる（ただし，計算式の分母は，すべて"真に前立腺癌を有する人"である）．

$$P(P \cup R) = P(P) + P(R) - P(P \cap R)$$

この式に含まれる$P(P \cap R)$は，「独立な試行の確率に関する定理」より，次の式が成り立つ．

$$P(P \cap R) = P(P) \times P(R)$$

> **独立な試行の確率に関する定理**
>
> 互いに独立な2つの試行A，Bを続けて行う試行C（同時法）において，試行Aで事象Pが起こり，かつ試行Bで事象Rが起こるという事象$P \cap R$を考えると，これらの事象が起こる確率について次の関係式が成り立つ．
>
> $$P(P \cap R) = P(P) \times P(R)$$

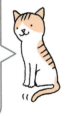

以上のことから，"最終的な"感度は，次にように計算できる．

最終的な感度 ＝（真に前立腺癌を有する人の中で）直腸診で検査陽性の確率
　　　　　　　＋（真に前立腺癌を有する人の中で）PSA検査で検査陽性の確率
　　　　　　　－ 直腸診で検査陽性 かつ PSA検査で検査陽性 の確率
　　　　　　　＝ $Se_1 + Se_2 - Se_1 \times Se_2$

😺 "最終的な"特異度

"最終的な"特異度は，"最終的な"感度と同様に，特異度を"条件付き確率"として考えればよい．同時法での"最終的な"特異度とは，「母集団で真に前立腺癌を有さない人の中で，事象Q（特異度Sp_1に相当）が起こり，かつ事象S（特異度Sp_2に相当）が起こる確率」のことである（図6-2）．

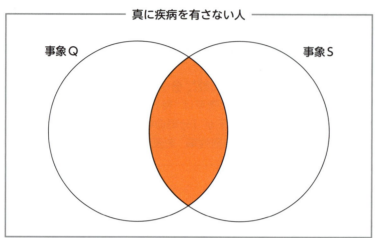

図6-2　事象Qと事象Sの積事象Q∩Sを説明するベン図

2つの検査は"独立な試行"とみなしているから，真に前立腺癌を有さない人の中で，事象Qと事象Sは独立な事象である．よって，"事象Qが起こり，かつ事象Sも起こる確率は，「独立な試行の確率の定理」より，それぞれの確率の積である．よって，次の式が成り立つ（ただし，計算式の分母はすべて"真に前立腺癌を有さない人"である）．

$$P(Q \cap S) = P(Q) \times P(S)$$

以上のことから，"最終的な"特異度は，次のように計算できる．

最終的な特異度 =（真に前立腺癌を有さない人の中で）直腸診で検査陰性の確率
　　　　　　　× （真に前立腺癌を有さない人の中で）PSA検査で検査陰性の確率
　　　　　　　= $Sp_1 \times Sp_2$

同時法において，"最終的な"感度と"最終的な"特異度を表す式は対称式である．同時法では2種類の検査を同時に行うため，対称式となるのは当然である．

😺 Q2(1)の解答

最終的な感度 = $Se_1 + Se_2 - Se_1 \times Se_2 = 0.52 + 0.67 - 0.52 \times 0.67 = 0.84$
最終的な特異度 = $Sp_1 \times Sp_2 = 0.95 \times 0.98 = 0.93$

Q2(2) の解答

最終的な感度（$Se_1 + Se_2 - Se_1 \times Se_2$）と単独検査の感度（$Se_1$, Se_2）の大小を比較する．$0 < Se_1 < 1$, $0 < Se_2 < 1$ であるから，$(Se_1 + Se_2 - Se_1 \times Se_2) - Se_1 = (1 - Se_1) \times Se_2 > 0$ である．同様に，$(Se_1 + Se_2 - Se_1 \times Se_2) - Se_2 = (1 - Se_2) \times Se_1 > 0$ である．よって，同時法の最終的な感度は，単独検査の感度よりも上昇することがわかった．

次に，最終的な特異度（$Sp_1 \times Sp_2$）と単独検査の特異度（Sp_1, Sp_2）の大小を比較する．$0 < Sp_1 < 1$, $0 < Sp_2 < 1$ より，$Sp_1 \times Sp_2 < Sp_1$，$Sp_1 \times Sp_2 < Sp_2$ であるから，同時法の最終的な特異度は，単独検査の特異度よりも低下することがわかった．

2種類の検査を同時に行うことで，真に疾病を有する人を最終的に検査陽性と判定する能力を高められる．一方で，特異度は低下し，偽陽性率が高くなることを認識しておく必要がある．

Q3　2段階法と同時法の比較検討

以下の解答は例示である．

Q3(1) の解答

〈2段階法〉　※Q1を参照
- 感度が低下する：第1段階で検査陽性の場合のみ，第2段階の検査を行うため，感度は低下する．真に疾病を有す人を見逃してしまう確率が高くなる．
- 特異度が上昇する：第1段階で検査陰性の場合，第2段階の検査を行わないため，特異度は上昇する．真に疾病を有さない人を"異常なし"と判定できる能力が高い．また，段階を経て検査を進めていくので，スクリーニング検査に要する費用は少ない．

〈同時法〉　※Q2を参照
- 感度が上昇する：2種類のスクリーニング検査のうち，いずれか1つでも検査陽性の場合，"要精密検査"と判定するため，感度は上昇する．
- 特異度が低下する："異常なし"と判定するためには，2種類のスクリーニング検査がともに検査陰性である必要があるため，特異度は低下する．

2種類のスクリーニング検査の組み合わせ

Q3(2) の解答

〈2段階法〉
　第1段階の検査で検査陽性の場合に限り，第2段階の検査を行うため，スクリーニング検査の費用および精密検査に要する費用を節約できる．

〈同時法〉
　2種類のスクリーニング検査のうち，いずれか1つでも検査陽性に出た場合，精密検査の対象になるため，スクリーニング検査に要する費用（全員に行う），精密検査に要する費用のいずれも2段階法より大きい．精密検査を受けるための休業に伴う社会経済的損失と身体的・心理的負担感も大きい．

Q3(3) の解答

　同時に多くのスクリーニング検査を行えば行うほどよいものではないことが理解できる．実際の臨床検査では，同時に3つ以上の検査を組み合わせることもある．理論的には"最終的な"感度が高くなるが，特異度は低下するため"偽陽性率"が高くなる．
　同時に行うスクリーニング検査の種類の数が増えると，どれかが陽性に出る頻度は多くなる．多くのスクリーニング検査の結果から，今後どのように診断を進めていったらよいか，最終的な診断と保健指導を行う医療従事者は困惑してしまう[1]．

〈文献〉
1) Gordis L（木原正博，他訳）：疫学　医学的研究と実践のサイエンス．pp87-110，メディカル・サイエンス・インターナショナル，2010．
2) 秋山 裕：統計学基礎講義．pp63-76，第2版，慶應義塾大学出版会，2015．

第 III 部
保健統計学

- 第 7 章　疾病統計
- 第 8 章　生存分析と生命表の作成
- 第 9 章　人口統計学と数理モデル

　第III部は保健統計学の内容である．疾病統計をもとに地域診断を正確に行うための年齢調整の方法，生命予後を評価するための生存分析，生命表作成の意義を学習する．さらに人口統計学で用いる数理モデルの考え方を理解し，人口減少社会の対策を考察する．広い視点を持って楽しく保健統計学を学習しよう．

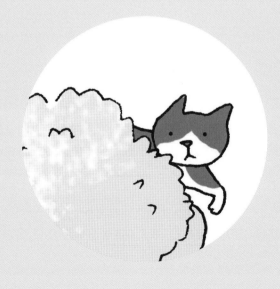

7 疾病統計

ここで学習する重要事項

- 罹患率，有病率
- 人年法
- 標準化死亡比，標準化罹患比

事例問題 7 -1
罹患率，有病率の算出法

この事例問題では，国家試験の過去問を通じて，保健統計学で用いる疾病統計の基本である罹患率，有病率の算出法を学習しよう．罹患とは"急性疾病に新たに罹患した"，有病とは"その時点で慢性疾病を有している状態"とイメージするとよい．

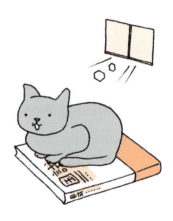

> 都市Aは人口50万人で，疾患Bの登録事業を実施している．2008年の初めの時点での疾患Bの患者数は120人，2008年に疾患Bを新たに発症したのは40人，疾患Bが治癒したのは20人，既に疾患Bに罹患していて疾患Bで死亡したのは30人であった．

Q1 都市Aにおける2008年の疾患Bの罹患率（人口10万対）はいくらか．解答は小数点以下第2位を四捨五入して小数点第1位まで求めなさい．

（第104回医師国家試験G68問題[1]）を一部改変）

> 都市Cは人口50万人で，現在1,200人の住民が疾患Dで治療中である．都市Cでは，疾患Dに毎年20人の住民が新たに罹患し，8人の患者が死亡しているとする．また，疾患Dは治癒することはないとする．

> **Q2** 次の問い（1），（2），（3）に答えなさい．ただし，人口は50万人（不変）とし，解答は小数点以下第2位を四捨五入して小数点第1位まで求めなさい．
>
> （1）疾患Dの累積罹患率（人口10万対）はいくらか．
> （2）現時点における疾患Dの有病率（人口10万対）はいくらか．
> （3）1年後における疾患Dの有病率（人口10万対）はいくらか．
>
> （第101回医師国家試験H4問題[1]）を一部改変）

答えと解説

Q1　累積罹患率の定義

罹患

罹患（incidence）とは，新たに疾患にかかったことを意味する．観察期間の最初の時点で疾患に既にかかっている人数，治癒した人数は罹患率の計算に含まれない．また，既にその疾患に罹患していて死亡した人数は罹患率の計算に含まれない．

したがって，疾患Bの罹患率の計算に直接関係がある記述は，「2008年に疾患Bを新たに発症したのは40人」のみである．

〈"罹患率"と"累積罹患率"の区別〉

この問題でもそうであるが，「ある年における罹患率」という表現がよくみられる．これは厳密には「ある1年間の観察期間における累積罹患率」の意味である．

すべての観察対象者が，一定の観察期間（1カ月，1年間，5年間など）観察された場合，その期間内に新たに罹患した人数を全対象者数で割って求める．重要なことは，累積罹患率を算出するためには，すべての観察対象者が同じ期間観察されたという条件が必須であることである．累積罹患率は次の式で求める．

累積罹患率の求め方

$$\text{累積罹患率} = \frac{\text{一定の観察期間内に新たに罹患した人数}}{\text{観察を開始した時点での全対象者数}}$$

疫学統計指標の計算では，分母と分子は何であるかを明確にすることが非常に重要である．この式からわかるように，分母と分子の単位はいずれも［人数］である．したがって，累積罹患率の単位は存在しない．

累積罹患率は，観察を開始した時点での全対象者のうち，一定の観察期間で，当該疾病に新

たに罹患する確率を意味する．確率であるから0から1までの値を取り，非常に小さい数字だとわかりにくいので，例えばこの問題のように，人口10万人あたりに換算することが多い（10万をかける）．

"累積罹患率"と"罹患率"は混同して用いられることがあるが，疫学・保健統計学を学習する際には，違いを厳密に理解しておこう．"罹患率"の算出は厳密には"人年法"を用いる（人年法については，事例問題7-2で取り扱う）．

Q1の解答

$$\text{累積罹患率（人口10万人対）} = \frac{\text{1年間に新たに罹患した人数}}{\text{観察を開始した時点での全対象者数}} \times 10\text{万}$$

$$= \frac{40\text{人}}{50\text{万人}} \times 10\text{万} = \frac{40}{5} = 8\text{（人口10万対）}$$

Q2 有病率の定義

この問題で，疾患Dの累積罹患率の計算に直接関係がある記述は，「疾患Dに新たに罹患したのは20人」である．

Q2(1)の解答

$$\text{累積罹患率（人口10万人対）} = \frac{\text{1年間に新たに罹患した人数}}{\text{観察を開始した時点での全対象者数}} \times 10\text{万}$$

$$= \frac{20\text{人}}{50\text{万人}} \times 10\text{万} = \frac{20}{5} = 4\text{（人口10万対）}$$

有病率

罹患率は一定期間内における（例えば2008年の1年間）新たな動きを表しているのに対して，有病率はある一時点において（例えば2016年10月1日現在）その疾患を有している状態にある人を取り扱う．有病率の対象となる疾患は，高血圧症など，いつ新たに発生したかわからない慢性疾患を対象とすることが多い．

一方，有病率の対象となりにくい疾患は，例えば冬季に流行する季節性インフルエンザなどの急性感染症のように，短期間の経過で治癒または死亡する慢性化しない疾患が代表的である．急性疾患では"罹患率"という指標を用いるほうがよい．

有病率の求め方

$$\text{有病率} = \frac{\text{観察時点で疾病を有している人数}}{\text{観察時点での人口}}$$

現時点で疾患を有している（治療中）人は1,200人であるから，現時点での有病率は次の式で計算される．

Q2(2) の解答

現時点での有病率（人口10万人対）$= \dfrac{\text{現時点で疾病を有している人数}}{\text{現時点での人口}} \times 10\text{万}$

$= \dfrac{1{,}200}{50\text{万}} \times 10\text{万} = \dfrac{1{,}200}{5} = 240$（人口10万対）

Q2(3) の解答

1年後の有病率（人口10万人対）$= \dfrac{\text{1年後に疾病を有している人数}}{\text{1年後の人口}} \times 10\text{万}$

$= \dfrac{1{,}200 + 20 - 8}{50\text{万}} \times 10\text{万} = \dfrac{1{,}212}{5} = 242.4$（人口10万対）

事例問題 7-2
人年法を用いた罹患率の計算法

集団を対象として将来にわたる疾病統計を求めようとするとき，観察期間が長期に及ぶ場合には，途中での"脱落例"はよくあることである．このような場合には人年法が用いられる．人年法を用いた罹患率の計算法を理解するために，次のようなシンプルな事例問題を解いてみよう．

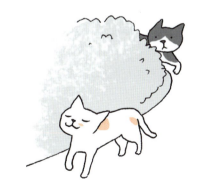

疾病統計

ある医療機関の外来患者10人（症例1〜10）について，ある疾病に罹患するかどうか追跡調査を5年間行った．その結果を表7-1に示す．

表7-1 追跡調査の結果

症例	転帰
症例1	2年6カ月後に罹患
症例2	異常なし
症例3	1年後に転居
症例4	3年後に罹患
症例5	異常なし
症例6	2年後に調査拒否
症例7	3年10カ月後に罹患
症例8	3年6カ月後に転居
症例9	1年8カ月後に他疾患で死亡
症例10	異常なし

Q1 この疾病について，人年法に基づく罹患率はいくらか．

答えと解説

Q1 人年法について

疫学・保健統計学の勉強のコツは，まずシンプルで典型的な例題を解くことである．そこからエッセンスを理解して覚えればよい．この問題は，人年法で計算するさまざまな条件を含んだ典型的な例題である．

人年法

例えば観察期間が5年間のように長期に及ぶ場合には，観察対象者の中には観察期間の途中で観察できなくなる対象者がいるのは現実にはよくある．その主な理由として「転居による調査不能」「途中での調査拒否」「他疾患による死亡」などがある．

決められた観察期間（5年間，10年間など）の最初から最後まで全期間観察できた対象者だけを有効なデータとして採用したとすると，解析可能な対象者数はごく少数になってしまい，全体の傾向を正確に反映しなくなってしまう．

そこで，このような"脱落例"のデータを無効とせず有効に活用するために，決められた全観察期間内において，観察対象者1人ひとりについて，観察期間内で"罹患していない状態でいた"人・年の合計を分母にして，観察期間内に新たに罹患した人数を分子にして罹患率を求める．これが「人年法に基づく計算法」である．

人年法による罹患率の求め方

$$罹患率 = \frac{一定の観察期間内に新たに罹患した人数}{(一定の観察期間内で) "罹患していない状態でいた" 観察対象者1人ひとりの人・年の合計}$$

このように，式の分子は「観察期間内で新たに罹患した人数」であるが，分母は「観察期間内で"罹患していない状態でいた"人・年の合計」である．人年法による罹患率の単位は「人／人年」となる．

〈人年法の計算方法の決まりごと（罹患率について）〉

人年とは，人・年（"・"は掛け算）と表記されていると思ったらよい．「1人」を「1年間」観察できたとき，1［人］×1［年］＝ 1［人年］と定義している．例えば1人を10年間観察した場合は1［人］×10［年］＝ 10［人年］，10人を1年間観察した場合は10［人］×1［年］＝ 10［人年］，3人を5年間観察した場合は3［人］×5［年］＝ 15［人年］となる．1人ひとりについて"罹患していない状態でいた"1［人］×観察期間［年］を求め，対象者全員を合計して，この合計値を罹患率を求めるための分母とする．

計算方法で問題になるのは，"年の途中で"変化があった場合である．人年法では次のように決めている．

- 1年間の途中で「（当該疾患に）罹患した場合」は0.5年として計算する．例えば「1人」が「2年8カ月後に罹患した」とき，1［人］×2.5［年］＝ 2.5［人年］となる．
- 1年間の途中で「転出した場合」「途中での調査拒否」「他疾患で死亡した場合」も0.5年として計算する．"1年間の途中"だから，半分の"0.5年"と換算したものと考えればよい．

表7-1の10症例の中で完全に追跡調査できた症例は「症例1」「症例2」「症例4」「症例5」「症例7」「症例10」の6症例だけである（図7-1）．"脱落例"（症例3，症例6，症例8，症例9）のデータについては，上記の規則に従い，表7-2のように人年を計算する．

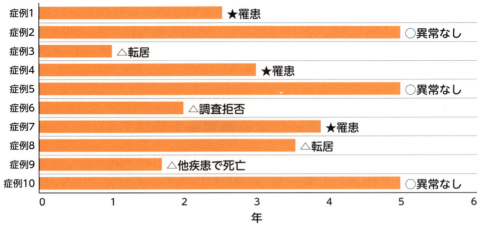

図7-1 追跡調査の結果を時間軸上に表した図

表7-2 人・年の計算結果　　　　（単位：人年）

症例	人・年の計算結果
症例1	1人×2.5年＝2.5
症例2	1人×5年＝5
症例3	1人×1年＝1
症例4	1人×3年＝3
症例5	1人×5年＝5
症例6	1人×2年＝2
症例7	1人×3.5年＝3.5
症例8	1人×3.5年＝3.5
症例9	1人×1.5年＝1.5
症例10	1人×5年＝5

　表7-1より，5年間に新たに罹患した実人数は3人であり，これを罹患率算出の"分子"とする．表7-2より人・年の合計は32［人年］であり，これを罹患率算出の"分母"とする．

Q1の解答

$$罹患率 = \frac{3[人]}{(2.5+5+1+3+5+2+3.5+3.5+1.5+5)[人年]} = \frac{3[人]}{32[人年]} = 0.094[人/人年]$$

事例問題 7-3
標準化死亡比を求めて地域診断を行う

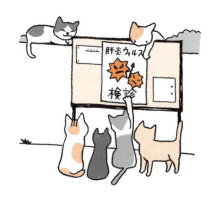

　市町村行政の健康課題を見いだすために地域診断が行われる．疾病の粗死亡率の算出だけでは年齢構成の影響を強く受けるため，年齢調整を行う．この事例問題では，年齢構成が異なる集団間を比較し，地域診断を正確に行うための年齢調整の方法について学習する．地域診断でよく用いられている間接法による「標準化死亡比」を算出してみよう．

　B町の保健師と保健予防課長が，管轄するH県保健所の市町村研修会で相談に訪れた．B町では成人の肝癌による死亡が近隣の市町村より多い印象を持っているということであった．保健師は，B町における死亡統計のデータを持参した．

　B町では年齢構成別にみた肝癌の死亡率は不詳であったため，間接法に基づく肝癌の標準化死亡比の統計指標を用いて検討を行うことにした．B町の年齢階級別人口および基準集団の年齢階級別人口・年齢階級別肝癌死亡率は表7-3のとおりである．昨年1年間のB町における肝癌死亡数は20であった．

表7-3　B町における肝癌死亡に関する統計データ

年齢階級	B町	基準集団	
	年齢階級別人口[人]	年齢階級別人口[人]	年齢階級別肝癌死亡率
20〜39歳	5,000	200,000	0.0003
40〜64歳	35,000	500,000	0.0006
65歳以上	10,000	300,000	0.001
合計	50,000	1,000,000	—

　この研修会が契機となって，B町では肝癌予防を強化するため，肝炎ウイルス検診の受診を町民に啓発し，管轄するH県保健所の支援を得て肝疾患の専門医療機関との連携体制を構築することになった．

Q1 B町における肝癌の粗死亡率（人口10万対）はいくらか．

Q2 間接法による標準化死亡比はいくらか．解答は小数点以下第2位を四捨五入して小数点以下第1位まで示しなさい．また，この計算結果を考察しなさい．

疾病統計

> **Q3** 標準化死亡比の利用価値について説明しなさい．

答えと解説

Q1 粗死亡率を求める

粗死亡率

死亡者数を，その年の人口で除した数値を粗死亡率という．そのままでは1よりかなり小さな数字になり，わかりにくいので，例えば1,000をかけて人口千対，10万をかけて人口10万対で表すことが多い．

粗死亡率の求め方

- 粗死亡率 $= \dfrac{死亡数}{人口}$
- 粗死亡率（人口10万対）$= \dfrac{死亡数}{人口} \times 10万$

Q1の解答

B町における肝癌の粗死亡率（人口10万対）$= \dfrac{20}{50,000} \times 10万 = 40$（人口10万対）

Q2 標準化死亡比を求める

疾患別の死亡状況を例えばX町とY町の間で比較したいと考える．粗死亡率は，その集団の年齢構成に大きな影響を受ける．X町は高齢化が著しく65歳以上の占める割合が40％，Y町では10％とする．高齢者は生活習慣病が多いため，生活習慣病に起因する粗死亡率では，高齢化の著しいX町がY町より高いのは当然である．したがって，地域の保健医療水準に関する正確な比較評価ができない．

そこで標準化という統計手法を用いる．年齢を標準化する方法には，直接法と間接法の2種類ある．性別で死亡構造は大きく異なるため，基本的には男女別に分析を行うのが適切である．

年齢を調整した統計指標として，「直接法による年齢調整死亡率」「間接法による標準化死亡比（standardized mortality rate；SMR）」の2つがよく用いられる．

😺 直接法による年齢調整

〈計算法〉

　直接法で算出するためには，観察集団での年齢階級別死亡率のデータが必要である．基準集団の各年齢構成において，観察集団の各年齢階級別死亡率に従って死亡という現象が起こったと仮定して，基準集団の人口全体での調整死亡率を算出するものである

🐕 年齢調整死亡率の求め方

年齢調整死亡率（直接法）（人口10万対）

$$= \frac{\Sigma(基準集団の年齢階級別人口 \times 観察集団の年齢階級別死亡率)}{基準集団の総人口} \times 10万$$

〈利用価値〉

　わが国の人口動態統計では，直接法による年齢調整死亡率が計算されている．人口規模の大きな集団に対して直接法を用いることが多い．国際比較では直接法がよく用いられる．

〈短所〉

　基準集団は大きい規模であるので，例えば観察集団が小規模町村で，年次によって1〜数人程度の少数変動があったとき，年齢調整死亡率の計算結果は大きく変動してしまう．したがって，観察集団が小規模町村の場合や，稀な疾病を扱う場合には，あまり向かない．

😺 間接法による年齢調整

〈計算法〉

　観察集団で全年齢での死亡率のデータはわかるが，観察集団の年齢階級別死亡率のデータが不詳であるとき，"間接法"を用いる．基準集団での年齢階級別死亡率のデータを観察集団に当てはめて"間接的に"期待死亡数を算出する．標準化死亡比（SMR）とは，観察集団での実際の死亡者数は期待死亡数の何倍か（比，ratio）を表す．標準化死亡比（SMR）が1（100%）より大きいとき，観察集団での実際の死亡者数が比較的多いことを意味する．

🐕 標準化死亡比（SMR）の求め方

標準化死亡比（SMR）

$$= \frac{観察集団の実際の死亡数}{\Sigma(観察集団の各年齢別人口 \times 基準集団の該当する各年齢別死亡率)} \times 100\,[\%]$$

〈利用価値〉

　市町村が重点的に取り組む保健事業を立案したいとき，基礎資料として市町村別の疾病別にみた標準化死亡比（ＳＭＲ）が地域診断や市町村間の比較によく用いられる．

　全国には人口規模の小さい市町村も多い．前述のように，直接法による年齢調整では，年次により比較的稀な疾病による死亡が1人増減しただけでも，計算結果が大きく変動してしまう．したがって，小規模人口の市町村では標準化死亡比（ＳＭＲ）がよく用いられる．

〈短所〉

　人口の少ない観察集団において，比較的稀な疾病の標準化死亡比（ＳＭＲ）を算出するとき，1人の死亡が大きく反映されてしまうので，例えば5年間分をまとめて算出するようにすることが行われている．

観察集団と基準集団

　観察集団，基準集団という用語に慣れよう．
観察集団：今，問題にしている当該集団．
基準集団：標準集団ともいう．県全体あるいは国全体のデータを使うことが多い．直接法で基準集団として適切な人口モデルは，戦争や大災害による人口減がない時代の人口モデルである．「1985（昭和60）年人口モデル」が基準集団としてよく使われている．

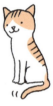

Q2の解答

$$\text{標準化死亡比}[\%] = \frac{20}{5{,}000 \times 0.0003 + 35{,}000 \times 0.0006 + 10{,}000 \times 0.001} \times 100 [\%]$$

$$= \frac{20}{32.5} \times 100 [\%] = 61.5 [\%]$$

　この計算結果より，B町における肝癌の死亡状況は，基準集団と比較して多いとはいえないことがわかった．

Q3 標準化死亡比の利用価値について

Q3の解答

　現実には観察集団（今，問題にしている集団）における当該疾病の年齢構成別死亡率が不詳であることはよくある．標準化死亡比の最も大きなメリットは，観察集団の年齢構成別死亡率がわからなくても算出できることである．

　標準化死亡比のデータは，市町村別にみた主要疾病別死亡状況を分析したり，他の市町村と比較検討したりするのによく用いられている．人口規模の小さい市町村，比較的稀といえる死亡数では，1年間毎の集計では変動が大きすぎるため，例えば5年間分をまとめた集計が行われている．

　都道府県別，保健医療圏別，市町村別に地理情報システム（geographic information system；GIS）を利用することにより，地域保健医療計画での重点課題を見出したいときに，標準化死亡比のデータは大きな利用価値がある．都道府県型保健所の管内市町村研修会では，今後取り組むべき保健医療の課題を検討するため，標準化死亡比の算出結果を利用した"地域診断"がよく行われている．

事例問題 ❼-4
標準化罹患比について

　疾病の罹患率は年齢によって大きく異なる．一般に生活習慣病の罹患は中・高年者でその割合が高い．感染症では，若い年齢層で罹患の割合が高いこともある．したがって，基準集団と比較するためには年齢調整を行う必要がある．この事例問題では，年齢調整罹患率と標準化罹患比を求める方法を学習する．

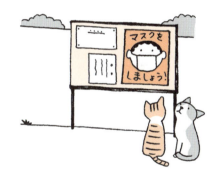

　P県Q保健所主催の管内市町村研修会で，「R町では2009年新型インフルエンザの罹患率が他の管内市町村と比較して高かったように思う」という保健師の発言があった．当時，R町では咳エチケットの普及啓発のためにポスター掲示などの予防対策を実施した．R町には大規模な養鶏場があり，鳥インフルエンザ対策の訓練をP県Q保健所と共同で実施している．

　R町における2009年新型インフルエンザの罹患率がP県全体の中で高いのであれば，今後の新型インフルエンザ発生に備えて予防啓発活動をさらに強化したいため，他市町村の例を参考にしたいとR町保健対策課長が言っているという．

R町では，Q保健所の保健師である予防課長のアドバイスにより，表7-4を作成した．R町には大きな新興住宅地があり，若者が多く住んでおり，年少人口割合は比較的高い．

表7-4　P県全体とR町におけるインフルエンザ罹患に関する統計データ

P県全体（基準集団）

年齢階級	人口	罹患者数	罹患率 （＝罹患者数/年齢階級別人口）
19歳以下	250,000	80,000	80,000/250,000
20〜49歳	500,000	35,000	35,000/500,000
50歳以上	900,000	18,000	18,000/900,000
合計	1,650,000	133,000	133,000/1,650,000

R町（観察集団）

年齢階級	人口	罹患者数	罹患率 （＝罹患者数/年齢階級別人口）
19歳以下	3,000	1,000	1,000/3,000
20〜49歳	6,000	300	300/6,000
50歳以上	5,000	100	100/5,000
合計	14,000	1,400	1,400/14,000

表7-4のように，R町ではP県全体と比較して2009年新型インフルエンザの罹患率が高かった．次に，年齢を調整した罹患率を算出することによって，2009年新型インフルエンザの罹患率がR町で本当に有意に高かったかどうかを検討することにした．

Q1 R町における2009年新型インフルエンザの直接法による年齢調整罹患率はいくらか．

Q2 R町における2009年新型インフルエンザの間接法による標準化罹患比[％]はいくらか．

Q3 Q1，Q2より，R町における2009年新型インフルエンザの罹患率は有意に高かったといえるか．

答えと解説

Q1 年齢調整罹患率を求める

まず単純に全体での罹患率を求め，R町とP県を比較してみよう．

$$\text{R町全体における罹患率} = \frac{\text{R町全体の罹患者数}}{\text{R町の全人口}} = \frac{1{,}400}{14{,}000} = 0.10$$

$$\text{P県全体における罹患率} = \frac{\text{P県全体の罹患者数}}{\text{P県の全人口}} = \frac{133{,}000}{1{,}650{,}000} = 0.081$$

上記の計算結果より，R町全体における罹患率は，P県全体のそれより高い．R町の保健師が気にするのももっともである．

一般に疾病の罹患率は，年齢階級で大きく異なることが多い．2009年新型インフルエンザでは，特に若年者で大きな流行がみられたが，50歳以上の中高年者では，罹患率は比較的低かった．R町には大きな新興住宅地があり，全人口に占める若年者の割合は比較的高い．そのためR町全体の罹患率が高かったのではないかと推測する．このことを確認するため，年齢調整を行った罹患率を求めてみよう．

直接法

観察集団であるR町には年齢階級別罹患率のデータがあるため，"直接法に基づく年齢調整罹患率"を算出できる．

"直接法"とは，観察集団であるR町における年齢階級別罹患率が，大きな基準集団の人口構成の中でそのまま生じたと仮定したとき，基準集団全体としての罹患率を"直接"計算するものである．このことを理解して覚えておけば，次の式を立てることは容易である．

このように直接法では，観察集団における年齢階級別罹患者数と年齢階級別人口の両者が必要であるため，観察集団において疾病罹患に関するデータ収集の制度がしっかり確立していなければならない．

Q1の解答

年齢調整罹患率（直接法）

$$= \frac{\sum(\text{基準集団の年齢階級別人口} \times \text{観察集団の年齢階級別罹患率})}{\text{基準集団の人口}} \quad (\text{人口10万人対})$$

$$= \frac{250,000 \times \frac{1,000}{3,000} + 500,000 \times \frac{300}{6,000} + 900,000 \times \frac{100}{5,000}}{250,000 + 500,000 + 900,000} \times 10万$$

$$= \frac{83,333 + 25,000 + 18,000}{1,650,000} \times 10万 = 7656.5 ≒ 7657$$

Q2 標準化罹患比を求める

間接法

間接法では，大きな集団である基準集団における年齢階級別罹患率が，観察集団であるR町の人口構成の中でそのまま生じたとしたときの"期待値"を求める．観察集団全体における"実際の罹患者数"が"期待値"の何倍であるかを間接的に求めたものである．このことを理解して覚えておけば，次の式を立てることは容易である．

Q2の解答

$$\text{標準化罹患比} = \frac{\text{観察集団全体における実際の罹患数}}{\sum(\text{観察集団の年齢階級別人数} \times \text{基準集団の年齢階級別罹患率})}$$

$$= \frac{1,400}{3,000 \times \frac{80,000}{250,000} + 6,000 \times \frac{35,000}{500,000} + 5,000 \times \frac{18,000}{900,000}}$$

$$= \frac{1,400}{960 + 420 + 100} = 0.95 (95\%)$$

Q3 総合考察

R町はP県と比較して若年者の割合が高いため，人口全体の罹患率を単純に比較することはできない．そこで年齢調整を行った罹患率を求め，比較検討を行った．R町における直接法に基づく年齢調整罹患率（0.0766）は，P県全体（0.081）と比較すると，やや低い値であることがわかった．また，R町における間接法に基づく標準化罹患比は0.95（95％）とやや低かった．以上の結果より，次のように考察した．

Q3の解答

　2009年新型インフルエンザでは若年者を中心に流行がみられた．R町ではP県全体と比較して若年者の割合が高いため，R町の担当者は"人口全体の罹患率が高い"という印象を持ったと考えられる．当時R町で実施された新型インフルエンザ予防啓発の効果はP県全体と同程度であったと評価できる．感染症の予防啓発は市町村の業務である．今後も引き続き，P県Q保健所の指導も得て，鳥インフルエンザおよび新型インフルエンザ予防啓発に努めることになった．

〈文献〉
1) 国試対策問題編集委員会：クエスチョン・バンク医師国家試験問題解説2015 vol.6 保健医療・公衆衛生．東京，メディックメディア，pp129-197，2014.
2) 柳川洋：疫学ノート．pp6-11，財団法人日本公衆衛生協会，2009.
3) 川上憲人，甲田茂樹編，青山英康監：今日の疫学．第2版，pp50-64，医学書院，2005.
4) 高橋茂樹，西基：STEP公衆衛生．第13版，pp96-130，海馬書房，2014.
5) 医療情報科学研究所：サブノート保健医療・公衆衛生2015．pp118-151，メディックメディア，2014.
6) Gordis L（木原正博，他訳）：疫学　医学的研究と実践のサイエンス．pp111-131，メディカル・サイエンス・インターナショナル，2010.

8 生存分析と生命表の作成

ここで学習する重要事項

- 生存分析
- カプラン・マイヤー法
- 生命表の作成過程

事例問題 8-1
生存分析と予後の評価

患者の予後の評価には生存分析が用いられる．生存分析の基本手法として，カプラン・マイヤー（Kaplan-Meier）法を知っておけばよい．この事例問題では，新薬を投与した群と投与しなかった群それぞれの予後の評価について，シンプルな問題で学習しよう．

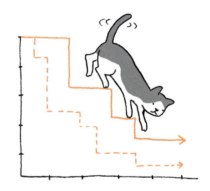

> ある新型の感染症Xが発生したとする．感染症Xの臨床経過について以下の（ⅰ）～（ⅲ）の事項を仮定する．
> （ⅰ）急性疾患であり，28日間以上生存したケースでは全例治癒した．
> （ⅱ）治癒すれば後遺症を残さず，慢性化もしない．
> （ⅲ）30日以上生存が確認されたケースでは治癒したものとみなす．
> 　各症例を最長で30日間観察する．この調査では，途中観察不能などの"打ち切り例"は1例もないものとする．
>
> 〈Ⅰ　新薬がまだ開発されていなかった時期（発生初期）〉
> 　発生初期には，新薬がまだ開発されていなかった．この時期における7症例の生存日数を表8-1に示す．"新薬非投与群"ということにする

表8-1 "新薬非投与群"の生存日数

症例No.	生存日数
症例1	5
症例2	12
症例3	30（治癒）
症例4	7
症例5	12
症例6	3
症例7	10

〈Ⅱ 新薬が開発され，症例に投与された時期〉

この感染症に対する新薬が開発され，10症例に投与された．この時期における10症例の生存日数を表8-2に示す．"新薬投与群"ということにする．

表8-2 "新薬投与群"の生存日数

症例	生存日数
症例8	18
症例9	7
症例10	15
症例11	30（治癒）
症例12	30（治癒）
症例13	21
症例14	30（治癒）
症例15	30（治癒）
症例16	21
症例17	30（治癒）

"新薬非投与群"と"新薬投与群"の生存日数を比較することによって，新薬が生命予後の改善に効果があるかどうかを検討してみよう．

カプラン・マイヤー法では，症例（患者）が新たに死亡した時点をもって1つの区切りとし，治療開始後に死亡が発生した日数の早い順にデータ（死亡確率，生存確率，累積生存確率）を整理する．時間の経過とともに累積生存確率（生存者の割合）がどのように推移していくかを描いた図をカプラン・マイヤー法に基づく生存曲線という．生存曲線は"右下がり"の階段状の図となる．

生存分析と
生命表の作成

Q1 "新薬非投与群"の症例1～7について，カプラン・マイヤー法に基づき，観察開始後に死亡が発生した日数毎にデータを整理し，その区切り毎に，その時点より前の生存数，その時点における新たな死亡数を求めなさい．さらに，その時点における死亡確率（その時点における新たな死亡数を直前の生存数で割る），その時点における生存確率（その時点における生存数を直前の生存数で割る），その時点までの累積生存確率（観察開始時から患者がその時点まで生存している割合）を求め，次の表を完成させなさい．

生存分析の基本表

観察開始後に死亡が発生した日数	その時点より前の生存数	その時点における新たな死亡数	その時点における死亡確率	その時点における生存確率	その時点までの累積生存確率

Q2 "新薬投与群"の症例8～17について，Q1と同様に各指標の値を求め，表を完成させなさい．

Q3 Q1，Q2で得られた表をもとに，"新薬非投与群"と"新薬投与群"それぞれについて，生存曲線を1つの図の中に描きなさい．

Q4 Q3で得られた生存曲線から，"新薬非投与群"と"新薬投与群"の両者を比較し，どのようなことがわかるかに注目して，新薬が生命予後改善に効果がありそうかどうかについて考察しなさい．

答えと解説

Q1 Q2 生存分析の基本的な考え方

生存分析の基本表

生存分析では，時間の経過とともに，新たなイベント（ここでは"死亡"）が発生した時点でそれに至る生存時間，死亡確率，生存確率を算出する．

生存分析におけるイベントとは，死亡，合併症の発生などの"悪い出来事"を指すことが多い．イベントが発生しなかった状態（ここでは"生存"）は時間の経過とともに減少していくが，生存分析では，時系列的にみたその減少の程度について2群を比較検討する．

Q1の解答

表8-3 "新薬非投与群"における生存分析の基本表

観察開始後に死亡が発生した日数	その時点より前の生存数	その時点における新たな死亡数	その時点における死亡確率	その時点における生存確率	その時点までの累積生存確率
3	7	1	$\dfrac{1}{7}$	$1-\dfrac{1}{7}=\dfrac{6}{7}$	$\dfrac{6}{7}$
5	6	1	$\dfrac{1}{6}$	$1-\dfrac{1}{6}=\dfrac{5}{6}$	$\dfrac{6}{7}\times\dfrac{5}{6}=\dfrac{5}{7}$
7	5	1	$\dfrac{1}{5}$	$1-\dfrac{1}{5}=\dfrac{4}{5}$	$\dfrac{5}{7}\times\dfrac{4}{5}=\dfrac{4}{7}$
10	4	1	$\dfrac{1}{4}$	$1-\dfrac{1}{4}=\dfrac{3}{4}$	$\dfrac{4}{7}\times\dfrac{3}{4}=\dfrac{3}{7}$
12	3	2	$\dfrac{2}{3}$	$1-\dfrac{2}{3}=\dfrac{1}{3}$	$\dfrac{3}{7}\times\dfrac{1}{3}=\dfrac{1}{7}$
(30日生存・治癒)	1	0	$\dfrac{0}{1}$	$1-\dfrac{0}{1}=1$	$\dfrac{1}{7}\times 1=\dfrac{1}{7}$

Q2の解答

表8-4 "新薬投与群"における生存分析の基本表

観察開始後に死亡が発生した日数	その時点より前の生存数	その時点における新たな死亡数	その時点における死亡確率	その時点における生存確率	その時点までの累積生存確率
7	10	1	$\dfrac{1}{10}$	$1-\dfrac{1}{10}=\dfrac{9}{10}$	$\dfrac{9}{10}$
15	9	1	$\dfrac{1}{9}$	$1-\dfrac{1}{9}=\dfrac{8}{9}$	$\dfrac{9}{10}\times\dfrac{8}{9}=\dfrac{8}{10}$
18	8	1	$\dfrac{1}{8}$	$1-\dfrac{1}{8}=\dfrac{7}{8}$	$\dfrac{8}{10}\times\dfrac{7}{8}=\dfrac{7}{10}$
21	7	2	$\dfrac{2}{7}$	$1-\dfrac{2}{7}=\dfrac{5}{7}$	$\dfrac{7}{10}\times\dfrac{5}{7}=\dfrac{5}{10}$
(30日生存・治癒)	5	0	$\dfrac{0}{5}$	$1-\dfrac{0}{5}=1$	$\dfrac{5}{10}\times 1=\dfrac{5}{10}$

生存分析と
生命表の作成

〈生存分析基本表の指標の一般式〉

表8-3, 4を作成することで, 規則性がわかったと思う. 各指標を表8-5のように計算式を一般化してみよう.

表8-5 生存分析基本表の指標の記号を用いた表記

治療開始後に死亡が発生した日数	その時点より前の生存数	その時点における新たな死亡数	その時点における死亡確率	その時点における生存確率	その時点までの累積生存確率
n_1	L_1	D_1	M_1	S_1	C_1
n_2	L_2	D_2	M_2	S_2	C_2
n_3	L_3	D_3	M_3	S_3	C_3
⋮	⋮	⋮	⋮	⋮	⋮

$$M_1 = \frac{D_1}{L_1}$$

$$S_1 = \frac{L_1 - D_1}{L_1} = 1 - \frac{D_1}{L_1} = 1 - M_1$$

$$C_1 = S_1$$

同様に次の関係式が成り立つ.

$$M_2 = \frac{D_2}{L_2}$$

$$S_2 = \frac{L_2 - D_2}{L_2} = 1 - \frac{D_2}{L_2} = 1 - M_2$$

$$C_2 = C_1 \times S_2 = S_1 \times S_2$$

C_3についても同様に求めることができる.

$$C_3 = C_2 \times S_3 = S_1 \times S_2 \times S_3$$

このように, 累積生存確率は, その時点までの生存確率を"累積した"式になることがわかる. 以上の規則性から各指標の計算式を一般化すると, 表8-6のようになる.

表8-6 生存分析基本表の指標の一般化

指標	意味	一般式
M_n	観察開始からn日後の新たな死亡数を直前の生存数で割ったもの	$M_n = \frac{D_n}{L_n}$
S_n	観察開始からn日後の生存数を直前の生存数で割ったもの	$S_n = \frac{L_n - D_n}{L_n} = 1 - \frac{D_n}{L_n} = 1 - M_n$
C_n	観察開始からn日後まで生存している割合	$C_n = S_1 \times S_2 \times \cdots \times S_n$

Q3 Q4 生存分析の図を読み取る

カプラン・マイヤー法に基づく生存曲線

"新薬投与群""新薬非投与群"それぞれについて，個々の症例が死亡した時点をもって1つの区切りとして扱い，生存期間と累積生存確率の推移の関係を描いた図を"カプラン・マイヤー法"に基づく生存曲線という．生存曲線を描くと，累積生存確率の時系列的な推移を一目で把握できるため，生命予後を評価するのに非常に有意義である．

Q3の解答

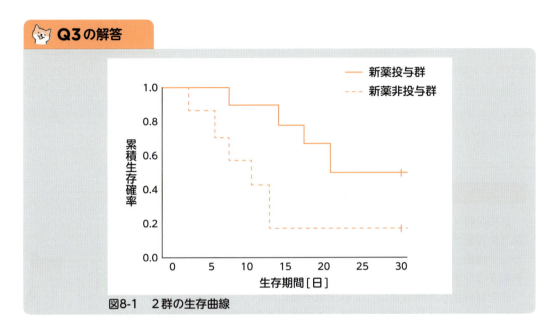

図8-1　2群の生存曲線

〈生存曲線による2群の比較〉

作成した生存曲線（図8-1）を見ると，"新薬投与群"では，"新薬非投与群"と比較すると，生存の状態が長期間続いていることがわかる．"新薬投与群"と"新薬非投与群"の間で生命予後に差があり，この新型感染症に対する新薬の投与は生命予後を改善させる効果がありそうである．この2つの群の累積生存確率（生存割合）の時系列的な推移を比較するとき，次の2点を知ることができる．

● 最終的な予後：最終的にどちらの群の累積生存確率が高いか？
　（⇒どちらの予後が良いか？）
● 時間的な変化：時系列的にみた累積生存確率の変化の状況はどうか？
　（⇒"良い状況"がどれくらい長期間続くか？）

まず，十分な時間が経過したときの2群の累積生存確率をみて，"最終的な予後"を比較する．当然，累積生存確率が高いほうが予後が良い．

次に，累積生存確率の時間的推移を2群で比較してみる．仮に最終的に同じ累積生存確率であっても，途中経過において累積生存確率がより高い状態が長期間にわたり続いているほうが，予防医学の立場から言って"予後は良好"といえる．

生存分析と
生命表の作成

作成した生存曲線（図8-1）について，"新薬非投与群"と"新薬投与群"を上記の2点に沿って考察すると以下のようになる．

> **Q4の解答**
> ● 最終的な予後："新薬投与群"では，治癒（発症後30日生存）例が5人/10人＝50%であり，"新薬非投与群"の1人/7人＝14.3%と比較して生命予後が良いといえる．
> ● 時間的な変化："新薬非投与群"では，"新薬投与群"と比較して，短い日数で死亡する例が多い．

〈カプラン・マイヤー法を用いる利点〉

治療介入群と非介入群について，時間の経過に伴う予後を比較し，"治療介入"が予後を改善させたかどうかを知りたいとき，カプラン・マイヤー法が役立つ．カプラン・マイヤー法を用いる利点として，1つの図を眺めるだけで2群の比較検討ができることである．

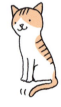

> **統計学的検定法について**
>
> 2つの群（この問題では"新薬非投与群"と"新薬投与群"）の累積生存確率（生存割合）の大きさを統計学的に比較するための検定法として，ログランク検定（log-rank test）がある．
> ▶ログランク検定
> 死亡が発生した時点毎に，2群それぞれについて，その時点における死亡数，その時点より以前の生存数，その時点からの生存数からなる「2×2分割表」を作成する．死亡が発生した時点をまとめて検定統計量を求め，2群の生存割合の差の検定を行う．
> 実際には，統計解析ソフトを使うと容易に計算結果が得られる．専門的な統計解析が必要になるため，統計学的検定法については，必要な時に参考文献1），2）などを参考にしよう．

事例問題 ❽-2
生命表の作成過程とその意義

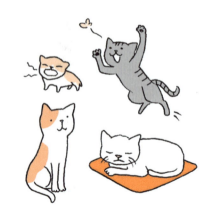

膨大な数字の情報が詰まっている「生命表」の作成過程とその意義がわかりにくいという学生がいる．生命表作成の意義と活用方法を理解するために，生命表の作成過程をシンプルな事例問題で学習しよう．

寿命が最長5歳である動物Aを仮想する．100,000匹が同時に生まれたと仮定して，1年毎にみた動物Aの生存状況の記録を表8-7に示す．

表8-7 動物Aの生存状況

年齢n歳	その年齢（n歳）における生存数L_n
0	100,000
1	80,000
2	50,000
3	20,000
4	5,000
5	1,000
6	0

動物Aの生命表を作成してみよう．生命表は，年齢別の死亡数，生存数，死亡確率，各年齢での生存確率，累積生存確率で構成されている．各年齢における死亡数から，それぞれの年齢における生存数，死亡確率，生存確率および累積生存確率を算出する．生命表を作成することによって，それぞれの年齢における「平均余命」を算出することができる．これによって，その地域における保健医療水準を知ることができ，地域間比較や国際比較が可能になる．これが生命表作成の大きな目的である．

Q1 動物Aの各年齢における生存数から，1歳毎の年齢における死亡数，死亡確率，生存確率および累積生存確率を算出して，次の表を完成させなさい．

動物Aの生命表

年齢n歳	その年齢(n歳)における生存数L_n	その直前の年齢(n−1歳)からその年齢(n歳)に達するまでの死亡数D_n	その直前の年齢(n−1歳)からその年齢(n歳)に達するまでの死亡確率Q_n	その直前の年齢(n−1歳)からその年齢(n歳)に達するまでの生存確率S_n	0歳からその年齢(n歳)に達するまでの累積生存確率C_n
0	100,000	—	—	—	—
1	80,000				
2	50,000				
3	20,000				
4	5,000				
5	1,000				
6	0				

Q2
全体の概要を一目で把握したい．動物Aの年齢と生存数との関係を示す図を描きなさい．

Q3
生命表では，「定常人口」という考え方を導入する点が特徴である．定常人口は次のように考えるとよい．

最初に100,000匹の動物Aが同時に生まれたとして，生存数0になるまで十分な年数が経過したとする．1年たつとその年齢の動物Aはすべて次の年齢に移行する．さらに1年たつとまた次の年齢に移行する．この過程において，それら1つひとつの年齢層における生存数を記録していく．生存数が最終的に0(ゼロ)になったとき，各年齢別での生存数の推移の全体像を知ることができる．この全体像は"定常状態"とみなされることから，「定常人口」とよばれている．

"n歳以上の定常人口"とは，n歳以上の各年齢における人口構成の合計である．定常人口を算出する意義は，定常人口をもとに，"n歳以上の平均余命"を算出することができ，これを国や地域で比較できる点にある．(1)(2)に答えなさい．

(1) 0歳以上の定常人口はいくらか．
(2) 1歳以上の定常人口はいくらか．

Q4
n歳における平均余命とは，n歳の者"すべて"がこれから全く同じ時間だけ生存すると仮定したとき，その後生存する年数のことである．Q3の計算結果を用いて，(1)(2)に答えなさい．

(1) 0歳の動物Aの平均余命（平均寿命という）はいくらか．
(2) 1歳の動物Aの平均余命はいくらか．

Q5
Q1～Q4を解いたことで，人の生命表についても理解が深まってきたと思う．人の生命表を作成する意義について，人口ピラミッドと比較しながら説明しなさい．

答えと解説

Q1 生命表の作成過程

この事例問題のようなシンプルな例で実際に生命表を作成することで，その作成過程を理解することができる．

生命表を作成するためには，まず次の"2つの基本情報"が必要である．この2つの基本情報をもとに，生命表を構成するさまざまな確率を求めることができる．

L_n：n歳における生存数（n ≧ 0）
D_n：n歳の直前の年齢（n−1）歳から，n歳に達するまでの死亡数（n ≧ 1）

Q1の解答

表8-8　動物Aの生命表

年齢n歳	その年齢(n歳)における生存数L_n	その直前の年齢(n−1歳)からその年齢(n歳)に達するまでの死亡数D_n	その直前の年齢(n−1歳)からその年齢(n歳)に達するまでの死亡確率Q_n	その直前の年齢(n−1歳)からその年齢(n歳)に達するまでの生存確率S_n	0歳からその年齢(n歳)に達するまでの累積生存確率C_n
0	100,000	−	−	−	1
1	80,000	20,000	$\frac{20,000}{100,000}$	$1-\frac{20,000}{100,000}$	$\frac{80,000}{100,000}$
2	50,000	30,000	$\frac{30,000}{80,000}$	$1-\frac{30,000}{80,000}$ $=\frac{50,000}{80,000}$	$\frac{80,000}{100,000}\times\frac{50,000}{80,000}$ $=\frac{50,000}{100,000}$
3	20,000	30,000	$\frac{30,000}{50,000}$	$1-\frac{30,000}{50,000}$ $=\frac{20,000}{50,000}$	$\frac{80,000}{100,000}\times\frac{50,000}{80,000}$ $\times\frac{20,000}{50,000}=\frac{20,000}{100,000}$
4	5,000	15,000	$\frac{15,000}{20,000}$	$1-\frac{15,000}{20,000}$ $=\frac{5,000}{20,000}$	$\frac{80,000}{100,000}\times\frac{50,000}{80,000}\times\frac{20,000}{50,000}$ $\times\frac{5,000}{20,000}=\frac{5,000}{100,000}$
5	1,000	4,000	$\frac{4,000}{5,000}$	$1-\frac{4,000}{5,000}$ $=\frac{1,000}{5,000}$	$\frac{80,000}{100,000}\times\frac{50,000}{80,000}\times\frac{20,000}{50,000}$ $\times\frac{5,000}{20,000}\times\frac{1,000}{5,000}=$ $\frac{1,000}{100,000}$
6	0	1,000	$\frac{1,000}{1,000}$	$1-\frac{1,000}{1,000}$ $=\frac{0}{1,000}$	$\frac{80,000}{100,000}\times\frac{50,000}{80,000}\times\frac{20,000}{50,000}$ $\times\frac{5,000}{20,000}\times\frac{1,000}{5,000}\times\frac{0}{1,000}$ $=0$

Q2 年齢と生存数の関係

Q2の解答

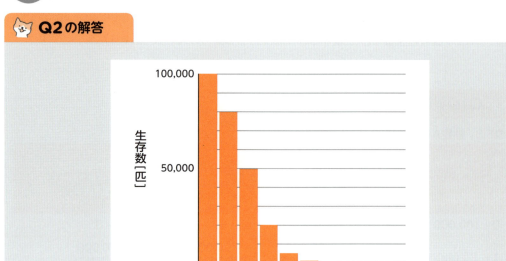

図8-2　年齢別にみた生存数の推移

Q3 Q4 "定常人口"と平均余命の算出

定常人口

n歳以上の定常人口 T_n を求めるには，n歳以上のそれぞれの年齢における生存数 L_n を合計すればよい．

定常人口の求め方

n歳以上の定常人口　$T_n = L_n + L_{n+1} + \cdots + L_{\text{(最大の寿命年数)}}$

Q3(1)の解答

0歳以上の定常人口 = 100,000+80,000+50,000+20,000+5,000+1,000 = 256,000

Q3(2)の解答

1歳以上の定常人口 = 80,000+50,000+20,000+5,000+1,000 = 156,000

🐾 平均余命

n歳における平均余命 E_n とは，n歳の者"すべて"がこれから全く同じ時間だけ生存すると仮定したとき，その後生存する年数のことであるから，次の式が成り立つ．

$$L_n \times E_n = T_n \quad \text{よって，} \quad E_n = \frac{T_n}{L_n}$$

> 🐱 **平均余命の求め方**
>
> n歳における平均余命 $E_n = \dfrac{T_n}{L_n}$

🐱 Q4(1)の解答

$$0歳における平均余命[歳] = \frac{256{,}000}{100{,}000} = 2.56[歳]$$

🐱 Q4(2)の解答

$$1歳における平均余命[歳] = \frac{156{,}000}{80{,}000} = 1.95[歳]$$

Q2で作成した図8-2に平均余命を右辺とする長方形を描き込むと，図8-3のようになる

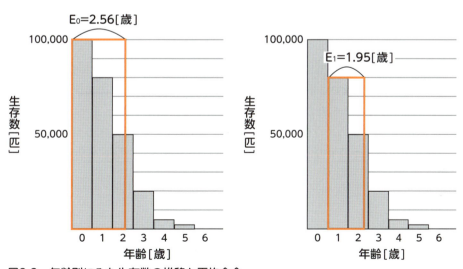

図8-3　年齢別にみた生存数の推移と平均余命

Q5 生命表を作成する意義

　生命表は，その時代における各年齢別の死亡率がずっと不変であり，将来もその年齢別死亡率に従って死亡していくと仮定して作成する．また，生命表の利用にあたっては，将来に戦争や感染症流行，大震災など，急激な人口減少や出生率の変化といった人口動態に大きな影響を与える出来事がないと仮定する．

　生命表は，最初に100,000人が同時に生まれ，現在の年齢別死亡率がずっと（100年以上と考えてよい）続くと仮定して，1年毎に生存数が推移する様子の全体像を示したものである．現在の性別年齢別の死亡率がわかれば，生命表を作成できることが特徴である．この世に生まれた生存人数が最長の年齢に達するまでの間，1歳毎にどれだけ減少していくかという確率を示している．したがって，生命表を見れば，生まれてから最長年齢に達するまでの死亡の現況を把握できる．

　人口の年齢構成が異なる各集団を比較するとき，生命表の指標は，それぞれの集団における人口の年齢構成の影響を受けないため，年齢調整を行う必要はない．したがって，生命表から算出した平均寿命（0歳平均余命）や各年齢における平均余命を用いて，現在の状況における各国の衛生・保健医療水準を比較することができる．

🐾 人口ピラミッドの意義

　人口ピラミッドは，現人口の性別・年齢構成の全体像を棒グラフで示したものである．人口ピラミッドに描かれている性別・年齢構成に属している人たちは，過去の戦争や感染症の大流行，大震災，その時代の婚姻状況や出生率の変化といった人口動態など，過去の各時代の社会的影響を受け，現在に至っている．人口ピラミッドの形状から，歴史上の出来事をふまえて，各国の衛生・保健医療水準を比較することができる．

〈人口構造に大きな影響を及ぼす要因〉

　これまでの世界の歴史で人口減少をもたらした外的環境要因を列挙する．それぞれの要因によって性別・年齢構成に特徴がみられる．
- 自然災害：大震災など
- 感染症：若者に罹患率が高い肺結核，新型インフルエンザの流行，エイズの蔓延など
- 戦争：第二次世界大戦では多くの若い世代の男性が戦死した．その結果，当時の同じ世代の女性の婚姻率が低下したため，出生が少なくなった時期がある．
- その他：1966年"ひのえうま"の迷信により，1966（昭和41）年の出生率が激減したことは有名である．その年の合計特殊出生率は1.58であった．翌年（1967年）には2.23に回復した．

Q5の解答

①生命表の意義
- 生命表を用いて"純粋に"年齢毎の死亡率を比較することによって，"現在の状況での"集団間の比較，平均寿命（0歳平均余命）の国際比較などに活用できる．
- 現在の生命表を参考にして（現状の年齢別死亡率が不変であるとして），人口構造の将来推計を行い，将来の人口ピラミッドの図を描くことができる．将来の社会保障対策の立案に活用できる．

②人口ピラミッドの意義
- 人口ピラミッドは過去の各時代の影響を受けた"現在の姿"である．現在に至るまでの過去の時代背景をうかがい知ることができる．過去の戦争の影響，社会情勢，医療水準などが現在の人口ピラミッドの形状に影響を及ぼしている．
- 人口ピラミッドを利用することによって，将来の性別・年齢構成を予測できるため，保健・医療・福祉に関連した社会保障など幅広い領域で将来の政策立案に活用できる．

〈文献〉
1) 福富和夫，橋本修二：保健統計・疫学．改訂5版，pp141-142，南山堂，2014．
2) 森實敏夫：新版　入門医療統計学．pp187-207，東京図書，2016．
3) Gordis L（木原正博，他訳）：疫学　医学的研究と実践のサイエンス．pp111-131，メディカル・サイエンス・インターナショナル，2010．
4) 医療情報科学研究所：サブノート保健医療・公衆衛生2015．pp152-183，メディックメディア，2014．
5) 高橋茂樹，西基：STEP公衆衛生．第13版，pp14-37．海馬書房，2014．

9 人口統計学と数理モデル

ここで学習する重要事項
- 人口の数理モデル
- 人口減少社会への対応

事例問題 9
人口の数理モデルによる日本の人口推移の理解

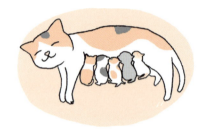

2010年頃から日本は少子化による"人口減少社会"の時代を迎え，その対策が急務になっている．これまでの日本の人口推移に影響を与えた因子について，数理モデルを用いることで検討する．さらには，"人口減少社会"への対応を考えてみよう．

人口の数理モデルについて学習するため，わが国の人口推移は，次の3段階を経て今日に至り，将来を迎えると考えてみる（図9-1）．

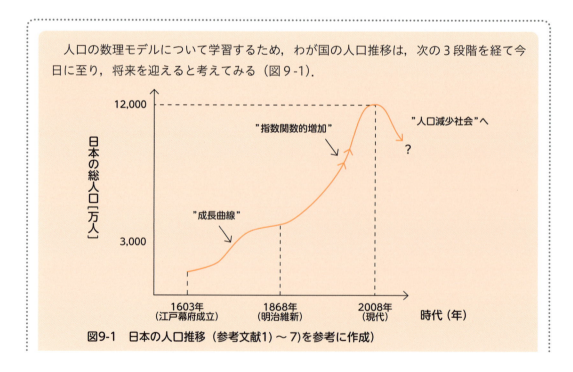

図9-1　日本の人口推移（参考文献1）〜7）を参考に作成）

〈段階1：人口が徐々に増加した時期（1600年頃〜江戸時代後期）〉

わが国の人口は1500年頃には1,000万人程度であったが，1603年（江戸幕府成立）頃から徐々に増加した．実際には人口は無限に増え続けることはなく，人口の増加率は徐々に減少し，1750年頃には約3,000万人の一定値に収束した[1]．

この現象は，フェルフルストの成長曲線モデル $\dfrac{dP}{dt} = \alpha P(1-kP)$ で説明することができる．

〈段階2：人口が急激に増加した時期（明治時代〜2008年）〉

わが国の人口は1868年（明治維新）頃から急速に増加し，1967（昭和42）年に1億人を超えた．

この現象を，マルサスの人口モデル $\dfrac{dP}{dt} = \alpha P$ で説明することにする．

〈段階3："懸念される"人口減少社会"の到来〉

わが国の人口は2008年に1億2,808万人とピークに達したが，その後は人口減少に転じた．わが国では，国際的にみて最も顕著なスピードで高齢化が進行したことが特徴である．

2014年の合計特殊出生率は1.42であり，このまま低い出生率が続くと，わが国は本格的な"人口減少社会"に突入すると指摘されている．人口の多い「団塊の世代」（昭和22〜24年生まれ）の人々が後期高齢者（75歳以上）になる2025年には，少子高齢化が最も顕著になると予想される（"2025年問題"）．少子化の進行を抑えなければ，医療・介護や年金などの社会保障制度を支える現役世代の負担が増大し，将来の活力ある社会を迎えることができない．少子化対策が急務の行政課題となっている[1]．

最初に，シンプルな「マルサスの人口モデル」で説明される段階2（人口が急激に増加した時期）から考えることにしよう．

段階2（人口が急激に増加した時期）について

Q1 マルサスの人口モデルに従うと，人口は時間の経過とともに際限なく増えることになる．この理由を考察しなさい．

Q2 実際には人口が際限なく増えることはなかった．人口増加を抑制する要因としてどのようなものがあるか．

段階1（人口が徐々に増加した時期）について

Q3 フェルフルストの成長曲線モデルに従うと，人口は時間の経過とともに一定値に近づいていく．この理由を考察しなさい．

Q4 成長曲線のように，人口が増加せず一定値に収束する要因としてどのようなものがあるか．

Q5 Q1からQ4の結果から，人口モデルを表す数式を立てる意義について述べなさい．

段階3（人口減少社会）について

Q6 2008年に人口がピークに達したが，わが国では少子化傾向が続いている．このまま低い出生率が続くと，本格的な人口減少社会に突入することが指摘されている．人口減少社会の進行を抑制するためには，どのような対策が必要か．さまざまな視点から意見を述べなさい．

答えと解説

Q1 マルサスの人口モデル

人口の数理モデルとしては，マルサスの人口モデルが古典的に有名である．微分方程式の基本を勉強するのに格好の教材であるため，一度は自分で式を立てて理解しておこう．

> **マルサスの人口モデル**
> $$\frac{dP}{dt} = \alpha P \quad (\alpha は正の定数)$$

$\frac{dP}{dt}$は，短い時間dtが経過するとき，人口がdPだけ増加することを意味する（単位時間あたりの人口変化率）．数学的にはdPが0より大きければ人口増加，0より小さければ人口減少，ちょうど0であれば不変であると考える．この問題では人口増加の場合を考える．

すなわち，マルサスの人口モデルでは，単位時間あたり人口変化率$\frac{dP}{dt}$は，そのときの人口Pに比例するとしている．

この微分方程式を解くと,

$$P = P_0 e^{\alpha t} \quad (\alpha > 0)$$

という式が得られる(微分方程式の解き方は第11章を参照).また,この式のグラフは図9-2のようになる.

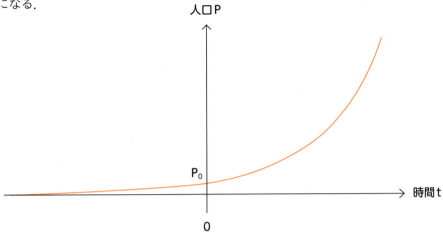

図9-2 マルサスの人口モデルによる人口推移

> **Q1の解答**
>
> マルサスの人口モデルの微分方程式を解くと,人口Pは時間tを変数とする指数関数で表される.tの係数αは正の数であるから,時間の経過とともに際限なく人口が増えることになる.

Q2 人口が際限なく増えない要因

わが国では,明治時代に入って産業革命とともに人口が急増した[1].第二次世界大戦後,わが国は高度経済成長を遂げ,第1次ベビーブーム(昭和22〜24年生まれ),第2次ベビーブーム(昭和46〜49年生まれ)の世代を迎えた.

保健医療分野では,栄養状態の改善,下水道整備などによる衛生状態の向上,感染症の減少による乳児死亡率の顕著な減少,結核医療の進歩,医療水準の向上,予防医学の啓発と生活習慣病の予後改善による死亡率の低下により,人口は急速に増加した.

1989(平成元)年に合計特殊出生率が1.57となり(ひのえうま1966年の1.58を下回った"1.57ショック"),合計特殊出生率の低下傾向が顕著になった.わが国の人口は2008(平成20)年に1億2,808万人とピークに達したが,その後は人口減少に転じた."マルサスの人口モデル"では,数学的には人口が際限なく増え続けていくことをQ1で示したが,現実には人口増加に限界が生じる.

> **Q2の解答**
>
> わが国では，1980年代から約20〜30年という非常な短期間で急激に高齢化が進み，総人口も増加した．日本は世界中で最も急速なスピードで高齢化が進んだ国である．2008年以降，わが国の人口減少が顕著になってきた要因としては，少子化の急激な進行によるところが大きい．

Q3 フェルフルストの成長曲線モデル

"マルサスの人口モデル"に従って人口が指数関数的に際限なく増え続けることは現実にはない．フェルフルストは，食糧と社会環境の制約のため，個体間競争が働き，人口が大きくなるにつれて人口増加には一定の限界が生じるという考え方を採用した．人口の単位時間あたりの変化率は，そのときの人口の大きさPに比例するとともに，そのときの人口Pが大きくなる分だけ減少するようになる．このことが$P(1-kP)$という式で表されている[2, 3, 4]．

> **フェルフルストの成長曲線モデル**
>
> $$\frac{dP}{dt} = \alpha P(1-kP) \quad (\alpha, k は正の定数)$$

この微分方程式を解くと，

$$P = \frac{\beta}{1+\gamma e^{-\alpha t}} \quad (\alpha, \beta, \gamma は正の定数)$$

という美しい数式（ロジスティック方程式）が得られる（微分方程式の解き方は第11章を参照）．また，この式のグラフは図9-3のようになる．

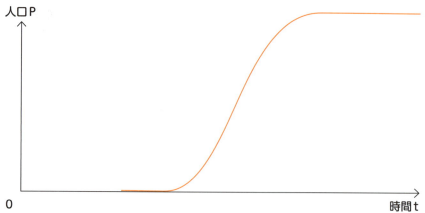

図9-3 フェルフルストの人口モデル（ロジスティック方程式）に従った人口推移

Q3の解答

ロジスティック方程式で描かれるグラフは"成長曲線（ロジスティック曲線）"といわれる．最初はゆっくりと増殖して，次に加速度が増す（＝成長期）．しかし，人口が増えるに従って成長速度は減速し始め，やがて一定値に収束する．生物種の増殖速度はロジスティック曲線によく適合するといわれている[4]．

Q4 人口が一定値に収束していく要因

1650年頃（江戸時代前期）に入ると，衣食住の改善により死亡率が低下してきた．その結果，江戸時代後期の人口は約3,000万人程度まで増加した[1]．

Q4の解答

人口が増え続けると生活環境が過密状態になってくる．食糧供給が人口増による需要に追い付かなくなってしまうと，貧困と経済格差が生じる．密集生活のために感染症が蔓延するおそれがある．江戸時代には大規模な戦争はなかった．このような状況のもとでは，紛争のない安定した豊かな生活を維持したいと考えるようになる．その結果，出生率が低下するようになり，人口は一定値に収束していったと考えられる[5]．

Q5 人口モデルの意義

Q1からQ4の結果より，人口モデルの意義を大きく次の2点にまとめた．

Q5の解答

①**将来予測ができる**
- 時間の推移とともに変化する人口を，微分方程式というシンプルな数式で表現することができる．微分方程式を解いて得られた関数が表す美しいグラフで，人口推移を視覚的にとらえることができる．
- 人口推移の将来予測に活用できる．ただし，マルサスの人口モデルが現実には適用できなかったように，将来にわたりずっと適用するには不確実なものであるため，随時人口モデルを変更する必要がある．

②**人口モデルを構成する変数に注目して，保健政策を立案できる**
- 人口モデルを構成する変数に注目することによって，今後特に改善すべき保健政策を考案することができる．そのためには，モデル式は"マルサスの人口モデル"や"ロジスティック方程式"のように，できるだけシンプルな式であることが求められる．複雑な式は実用に向かない．

人口統計学と
数理モデル

Q6 人口減少社会の対策

「人口減少社会」の対策に関して小レポートを作成させる設問である．このテーマは就職試験での集団討論や小論文などで出題される可能性がある．「団塊の世代」（昭和22～24年生まれ）の人たちが後期高齢者の年代に達し，しかも低出生率が継続したと仮定すると，人口減少がさらに顕著になると見込まれている．

現状の合計特殊出生率（2014年1.42，2015年1.46）が継続すると，2100年にわが国の人口は5,000万人を割り込むという予測がある[6]．適切な対策を講じることによって，人口減少の進行を抑制し，まず人口が一定値に落ち着くことを目指す．人口減少をもたらす"低出生率の継続"と，雇用を求める若者の"東京一極集中"に象徴される"地方における著しい人口減少の進行"の観点から，次の3点を挙げた．

① 出生率の低下を抑える対策
② 地方における雇用の確保
③ 快適な居住と生活環境の整備

"人口減少社会"に関する多くの図書が出版されている．レポートを作成する際には，図書館で"人口減少社会"をキーワードとして図書を検索するとよい．

以下に，人口減少を抑える対策を例示したので参考にしていただきたい．重要な行政課題であるため，具体的な対策について学生同士で話し合ってみよう．3～5人のグループで議論すると，自分の思いつかなかったアイデアが出てくるので大変勉強になる．

Q6の解答

①出生率の低下を抑える対策

一般的に，女性が東京の都心で仕事を持って子育てをすることは容易なことではない．居住地から都心まで長距離通勤であり，保育所は不足傾向にある．配偶者の多大な協力が不可欠である．一方，地方では子育て環境を比較的整備しやすい．

【対策の例】
- 結婚と出産に対する支援を充実する．
- 妊娠・出産および子どもの保健医療環境を充実する．
- 魅力ある学校の設置，進学塾や補習塾，インターネットを利用した東京からの遠隔授業の実現を図る．
- 子どもが利用しやすい図書館や，子どもが安心して遊べる場所を整備する．

②地方における雇用の確保

"東京一極集中"により多くの仕事が東京に集まっている．就職時を見込んで，学生の

時から男性も女性も東京へ出たいと思う傾向が顕著になっている．若者が結婚して，地方で安定した所得を得るためには，地方に産業を積極的に誘致して雇用を創出する必要がある．

　労働時間が長ければ，子育てに取り組もうとする余裕がなくなってしまう．女性が就業を継続できる雇用環境の改善，ワーク・ライフ・バランスの推進を図る．

【対策の例】
- 保育施設を充実する．
- 女性が子育てをしながら仕事を続けることができるよう雇用・労働環境を改善する．
- 男性の育児休暇制度を啓発普及する．
- 長時間労働を是正する．

③快適な居住と生活環境の整備

【対策の例】
- 若者が地方で定住できるための安く快適な若者向け住宅を確保する．
- 便利で快適な日常生活を実現するために，道路・交通の整備，日常の買い物，インターネットの情報を整備する．
- 各自治体が広域連携し，多くの人が集まる大型レジャー施設を生活拠点の近くに整備する．

〈文献〉
1）厚生労働省：厚生労働白書〈平成27年版〉 人口減少社会を考える 希望の実現と安心して暮らせる社会を目指して．pp4-65，日経印刷，2015．
2）一樂重雄：人につむじがあるわけ 数学を味わうための12話．pp161-184，日本評論社，2014．
3）鷲谷いづみ［編］：生態学．pp41-48，培風館，2016．
4）東京大学生命科学教科書編集委員会：演習で学ぶ生命科学．pp147-168，羊土社，2016．
5）大塚柳太郎：ヒトはこうして増えてきた．pp194-235，新潮社，2015．
6）筧　裕介：人口減少×デザイン 地域と日本の大問題をデータとデザイン思考で考える．pp12-13，英治出版，2015．
7）日本人口学会：人口大事典．pp438-441，培風館，2002．

第 IV 部
基礎数学のコーナー

第 10 章　確率論

第 11 章　微分方程式

　第II部で学習したスクリーニング検査の効率性を評価する感度，特異度，陽性反応的中度はすべて数学の確率論で理解することができる．「条件付き確率」の考え方，「ベイズの定理」について発展的に学習しよう．

　第III部で学習した人口統計学では，人口推移の関連因子と今後の対策を考えるために将来予測を行うことが大切である．このとき，人口の数理モデル手法が役に立つ．人口推移の関連因子については，シンプルな数学の微分方程式を用いることで検討することができる．医療系でよく使われている「変数分離形の微分方程式」を学習しよう．高校の微分積分学を復習するだけで理解できる．このようにして，少しずつ自分の教養基礎数学の知識を広げていってほしい．これをきっかけとして格調高い数理学習に関心を持っていただければ幸いである．他の専門科目の学習の理解も深まってくると確信している．

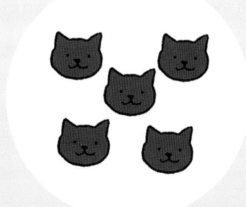

10 確率論

高校数学で学習する確率論に関する基本定理である「和事象の確率の定理」「確率の加法定理」「余事象の確率の定理」「条件付き確率」「乗法定理」は，疫学・保健統計学で頻出する「スクリーニング検査の陽性・陰性」と「真に疾病を有す・有さない」の組み合わせによる"基本となる2×2分割表"で理解することができる．"基本となる2×2分割表"によって，確率論に関する基本定理が成り立つことを確認してみよう．さらに疫学・保健統計学の理解を深めることができる．

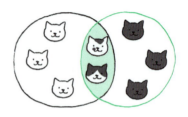

最初に，確率の定義を確認しておこう．

> **確率の定義**
>
> 事象Aが起こる確率 $P(A) = \dfrac{(分母の中で)事象Aが起こる確率}{すべての事象の場合の数}$
>
> 必ず，$0 \leq P(A) \leq 1$ である．

確率を求める計算式で重要なことは，分母の"すべての事象の場合の数"とは何かを明確にすることである．ふつう分母は，母集団全体の人数Tである．

注意を要するのは"条件付き確率"を求めるときである．"条件付き確率"については後述する．このときの分母は"その条件に相当するすべての事象の場合の数"である．具体的には次の例がわかりやすい．

スクリーニング検査の"感度"は，"条件付き確率"ととらえることができる．確率を求める計算式の分母は"真に疾病を有す人数"，分子は"分母の中で検査結果が陽性であった人数"である．

"特異度"も同様に考えればよい．分母は"真に疾病を有さない人数"，分子は"分母の中で検査結果が陰性であった人数"である．

🐾 スクリーニング検査Aの陽性・陰性と疾病Bを有す・有さないの関係

"基本となる2×2分割表"を，2つの事象（スクリーニング検査Aの結果が陽性・陰性，検査Aが目的とする疾病Bを有す・有さない）の組み合わせでとらえてみる．スクリーニング検

査Aの結果は必ず"陽性"か"陰性"の2つだけからなるとする．また，疾病Bについては，必ず真に"有す"か"有さない"のいずれかであるとする．

スクリーニング検査の結果と疾病の関係を確率論の考え方で理解するために，スクリーニング検査Aの結果が陽性であったことを事象Aが起こったとする．結果が陰性であったことは，事象Aが起こらなかった（事象Aの余事象）ということである．同様に，真に疾病Bを有すことを事象Bが起こったとする．真に疾病Bを有さないこととは，事象Bが起こらなかった（事象Bの余事象）ということである．

以上より，表を構成する各セルのa，b，c，dは，表10-1のような事象A（スクリーニング検査Aの結果が陽性・陰性），事象B（疾病Bを有す・有さない）の組合せに該当する．

表10-1　基本となる2×2分割表

		事象B（疾病）		合計
		起こった（有す）	起こらなかった（有さない）	
事象A（スクリーニング検査）	起こった（陽性）	a	b	a+b
	起こらなかった（陰性）	c	d	c+d
合計		a+c	b+d	T(=a+b+c+d)

（母集団全体の人数をTと表記すると便利である）

a：事象Aが起こった かつ 事象Bが起こった
　⇒スクリーニング検査Aの結果が陽性 かつ 疾病Bを有す
b：事象Aが起こった かつ 事象Bが起こらなかった
　⇒スクリーニング検査Aの結果が陽性 かつ 疾病Bを有さない
c：事象Aが起こらなかった かつ 事象Bが起こった
　⇒スクリーニング検査Aの結果が陰性 かつ 疾病Bを有す
d：事象Aが起こらなかった かつ 事象Bが起こらなかった
　⇒スクリーニング検査Aの結果が陰性 かつ 疾病Bを有さない

😺 和事象の確率の定理

事象Aと事象Bの両方が起こる事象を，事象Aと事象Bの"積事象"といいA∩Bと表記する．集合を表した図（ベン図という）では集合Aと集合Bが"重なる"部分に相当する（図10-1）．

事象Aまたは事象Bが起こる事象を，事象Aと事象Bの"和事象"といい，A∪Bと表記する．図10-1では集合Aと集合Bの"周りを囲む"部分に相当する．

"事象Aまたは事象Bが起こる確率"は，"事象Aが起こる確率"と"事象Bが起こる確率"の和から，"ダブって"加算した"事象Aと事象Bの両方が起こる確率"を引いたものであるから，

次の式が成り立つ．

> ### 和事象の確率の定理
> $$P(A \cup B) = P(A) + P(B) - P(A \cap B)$$

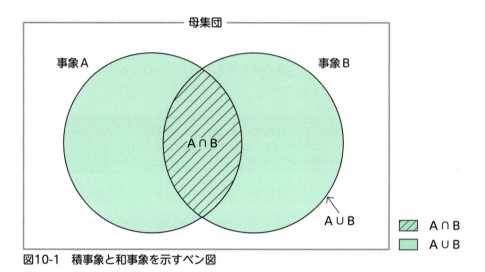

図10-1　積事象と和事象を示すベン図

"基本となる2×2分割表"（表10-1）をもとに，「和事象の確率の定理」が成り立つことを確かめてみよう．

$P(A \cup B) =$ "検査Aの結果が陽性である"または"疾病Bを有す"確率 $= \dfrac{a+b+c}{T}$

$P(A) =$ "検査Aの結果が陽性である"確率 $= \dfrac{a+b}{T}$

$P(B) =$ "疾病Bを有す"確率 $= \dfrac{a+c}{T}$

$P(A \cap B) =$ "検査Aの結果が陽性である"かつ"疾病Bを有す"確率 $= \dfrac{a}{T}$

よって，次のように「和事象の確率の定理」が成り立つ．

$$P(A \cup B) = \dfrac{a+b+c}{T} = \dfrac{(a+b)+(a+c)-a}{T} = P(A) + P(B) - P(A \cap B)$$

🐾 確率の加法定理

事象Aと事象Bが同時に起こり得ないとき，事象Aと事象Bは互いに排反であるといい，$P(A \cap B) = 0$である．したがって，前述の「和事象の確率の定理」より，次の定理が成り立つ．

> 🐱 **確率の加法定理**
>
> 事象Aと事象Bが互いに排反であるとき
> $P(A \cup B) = P(A) + P(B)$

　実際には，$P(A \cap B)$，すなわち「検査Aの結果が陽性」かつ「真に疾病Bを有す」確率は0ではない．そこで"基本となる2×2分割表"をもとに，「確率の加法定理」が成り立つことを確かめるため，次のような事象を考えてみよう．

　「真に疾病Bを有す人」の中で「検査Aの結果が陽性」である事象をX，「真に疾病Bを有す人」の中で「検査Aの結果が陰性」である事象をYとする．事象Xと事象Yは同時に起こり得ないので，$P(X \cap Y) = 0$ である．「和事象の確率の定理」より，

$$P(X \cup Y) = P(X) + P(Y) - P(X \cap Y) = P(X) + P(Y)$$

が成り立つ．"基本となる2×2分割表"（表10-1）をもとに，「確率の加法定理」が成り立つことを確かめてみよう．

$P(X \cup Y) =$（真に疾病Bを有す人の中で）"検査Aの結果が陽性"
または"検査Aの結果が陰性"である確率 $= \dfrac{a+c}{a+c}$ （= 1）

$P(X) =$（真に疾病Bを有す人の中で）"検査Aの結果が陽性"である確率 $= \dfrac{a}{a+c}$

$P(Y) =$（真に疾病Bを有す人の中で）"検査Aの結果が陰性"である確率 $= \dfrac{c}{a+c}$

$P(X \cap Y) =$（真に疾病Bを有す人の中で）"検査Aの結果が陽性"かつ"検査Aの結果が陰性"である確率 = 0　（➡陽性と陰性は同時に起こりえない）

よって，次のように「確率の加法定理」が成り立つ．

$$P(X \cup Y) = \dfrac{a+c}{a+c} = \dfrac{a}{a+c} + \dfrac{c}{a+c} = P(X) + P(Y)$$

🐾 余事象の確率の定理

全事象（母集団）の中で，事象Aが起こらない事象を事象Aの"余事象"といい，（図10-2），$\bar{A}$（=not A）と表記する．事象Aとその余事象$\bar{A}$は同時に起こり得ない，すなわち互いに排反であるから，$P(A \cap \bar{A}) = 0$である．よって，前述の「確率の加法定理」より，

$$P(A \cup \bar{A}) = P(A) + P(\bar{A})$$

である．ここで，$P(A \cup \bar{A}) = P(全事象) = 1$であるから，

$$P(A \cup \bar{A}) = P(A) + P(\bar{A}) = 1$$

したがって，確率$P(\bar{A})$について，次の定理が成り立つ．

🐱 余事象の確率の定理

$$P(\bar{A}) = 1 - P(A)$$

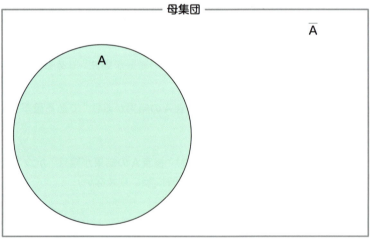

図10-2　余事象を示すベン図

"基本となる2×2分割表"（表10-1）をもとに，「余事象の確率の定理」が成り立つことを確かめてみよう．

$$P(A) = \frac{a+b}{T}, P(\bar{A}) = \frac{c+d}{T} より，$$

$$P(A) + P(\bar{A}) = \frac{a+b}{T} + \frac{c+d}{T} = \frac{a+b+c+d}{T} = \frac{T}{T} = 1$$

$$P(\bar{A}) = 1 - P(A)$$

疫学・保健統計学では"余事象"の考え方をよく用いる．例えば，あるスクリーニング検査では，必ず"陽性"か"陰性"かのいずれかに判定されるものとする．このとき，"検査結果が陰性である"事象は，"検査結果が陽性である"事象の余事象である．同様に，"検査結果が陽性である"事象は，"検査結果が陰性である"事象の余事象である．

🐾 4つの基本情報と確率論

第4章で学習した4つの基本情報（母集団全体の人数T，有病率p，感度Se，特異度Sp）を確率論の立場からとらえてみると，疫学・保健統計学の考え方に対する理解が一層深まる．

有病率，感度，特異度を確率とみなして，確率を算出する式を立てる．感度，特異度については，確率を計算するための"分母が異なる"ことに留意せよ．

〈有病率〉

有病率pは，母集団全体の中で真に疾病を有す確率である．

$$p = \frac{a+c}{T}, T = a+b+c+d$$

より，真に疾病を有す人数a + cは次の式で表される．

$$a + c = p \times T = p \times (a+b+c+d)$$

次に，真に疾病を有さない人数を考える．母集団全体の中で真に疾病を有す事象の余事象を考えればよい．

$$1 - p = 1 - \frac{a+c}{T} = 1 - \frac{a+c}{a+b+c+d} = \frac{b+d}{a+b+c+d} = \frac{b+d}{T}$$

よって，真に疾病を有さない人数b + dは次の式で表される．

$$b + d = (1 - p) \times T$$

〈感度〉

　感度 Se を確率論で解釈する．計算式の分母は，真に疾病を有す人数である．感度とは，真に疾病を有す人のスクリーニング検査結果が陽性である確率のことである．

$$Se = \frac{\text{分母の中で検査陽性の人数}}{\text{真に疾病を有す人数}} = \frac{a}{a+c}$$

よって，正しく陽性と判定された人数 a は次の式で表される．

$$a = Se \times (a+c)$$

　次に，真に疾病を有す人のスクリーニング検査結果が陰性である確率について考える．計算式の分母は，真に疾病を有す人数である．
　また，この事象は，真に疾病を有す人の検査結果が陽性である事象の余事象である．よって，次の式が成り立つ．

$$\frac{\text{分母の中で検査陰性の人数}}{\text{真に疾病を有す人数}} = \frac{c}{a+c} = 1 - \frac{a}{a+c} = 1 - Se$$

したがって，誤って陰性と判定された人数 c は次の式で表される．

$$c = (1 - Se) \times (a+c)$$

〈特異度〉

　特異度 Sp を確率論で解釈する．計算式の分母は，真に疾病を有さない人数である．特異度とは，真に疾病を有さない人のスクリーニング検査結果が陰性である確率のことである．

$$Sp = \frac{\text{分母の中で検査陰性の人数}}{\text{真に疾病を有さない人数}} = \frac{d}{b+d}$$

よって，正しく陰性と判定された人数 d は次の式で表される．

$$d = Sp \times (b+d)$$

　次に，真に疾病を有さない人のスクリーニング検査結果が陽性である確率について考える．計算式の分母は，真に疾病を有さない人数である．
　また，この事象は，真に疾病を有さない人の検査結果が陰性である事象の余事象である．よって，次の式が成り立つ．

$$\frac{\text{分母の中で検査陽性の人数}}{\text{真に疾病を有さない人数}} = \frac{b}{b+d} = 1 - \frac{d}{b+d} = 1 - Sp$$

したがって，誤って陽性と判定された人数 b は次の式で表される．

$$b = (1 - Sp) \times (b + d)$$

　以上のように，確率論の考え方で"基本となる2×2分割表"を構成するa，b，c，dのすべてを求めることができる．

> **確率を"場合の数"で解く**
>
> 　実際に疫学の問題を解くときには，まず2×2分割表を作成して，確率を"場合の数"の考え方で素直にとらえたらよい．疫学の問題を考える場合，2×2分割表を作成することが基本である．分割表のそれぞれのセルを埋めていけばよい．
> 　第4章の事例問題でも，感度と特異度の意味を理解していれば，作成した2×2分割表を用い，ある特定の条件のもとで（⇒条件付き確率の考え方），"場合の数"を求めることにより分数の式を作って計算できる．

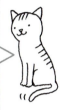

🐾 条件付き確率

　次に，さらに高度な教養数学の確率論である"条件付き確率"を学習しよう．
　2つの事象A，Bがあるとする．Aが起こったという条件のもとでBが起こる確率を，「Aが起こったときのBが起こる条件付き確率」といい，$P_A(B)$ と表記する．

> **条件付き確率の公式**
>
> $$P_A(B) = \frac{P(A \cap B)}{P(A)} \quad \text{ただし，} P(A) \neq 0 \text{である．}$$

　「条件付き確率の公式」から「確率の乗法定理」を容易に導くことができる．"事象Aと事象Bが同時に起こる確率"は，"事象Aが起こったときに事象Bが起こる確率"と"事象Aが起こる確率"の積である．

> **確率の乗法定理**
>
> $$P(A \cap B) = P(A) \times P_A(B) = P(B) \times P_B(A)$$

"基本となる 2×2 分割表"をもとに,「条件付き確率の公式」が成り立つことを確かめてみよう. なお, $P(A) \neq 0$, $P(B) \neq 0$ とする. 条件付き確率 $P_A(B)$ は 2×2 分割表より,

$$P_A(B) = \frac{\text{分母の中で事象Bが起こる場合の数}}{\text{事象Aが起こるすべての場合の数}} = \frac{a}{a+b} \quad \cdots ①$$

各事象が起こる確率を計算するとき,分母は T(すべての場合の数)である.

$P(A) = \frac{a+b}{T}$, $P(A \cap B) = \frac{a}{T}$ を①に代入すると,条件付き確率の公式が得られる.

$$P_A(B) = \frac{a}{a+b} = \frac{a/T}{(a+b)/T} = \frac{P(A \cap B)}{P(A)}$$

さらに,この式を変形すると,確率の乗法定理の式が得られる.

$$P(A \cap B) = P(A) \times P_A(B) \quad \cdots ②$$

同様に, $P(B) = \frac{a+c}{T}$, $P(A \cap B) = \frac{a}{T}$ より,次の条件付き確率の公式,確率の乗法定理の式が得られる.

$$P_B(A) = \frac{a}{a+c} = \frac{a/T}{(a+c)/T} = \frac{P(A \cap B)}{P(B)}$$

$$P(A \cap B) = P(B) \times P_B(A) \quad \cdots ③$$

🐾 確率の計算式

$P(A \cap B)$ に該当するのは,表のセルでは a [人] である.また,確率の計算式の分母("すべての事象の場合の数")は,母集団全体の人数 T(= a+b+c+d)[人] である.

条件付き確率 $P_A(B)$ に該当するのも,表のセルでは同じ a [人] である.ただし,確率の計算式の分母は,検査Aが陽性の a+b であることに留意する必要がある.

このように,計算式の分母が何なのかは,確率論を理解する際のポイントである.表 10-2 に,確率を求める数式の"分母"と"分子"の関係,条件付き確率の考え方をまとめた.

表10-2 重要！ 確率を計算する分母と分子

確率の表記	定義	分子	分母	確率の計算式
$P(A)$	母集団全体の中で検査Aの結果が陽性である確率	$a+b$	T	$\dfrac{a+b}{T}$
$P(\overline{A})$	検査Aの結果は陽性, 陰性のいずれかである. $P(\overline{A})$とは, 陰性である確率である. よって$P(\overline{A})=1-P(A)$が成り立つ.	$T-(a+b)=c+d$	T	$1-\dfrac{a+b}{T}=\dfrac{c+d}{T}$
$P(B)$	真に疾病Bを有する確率＝有病率（検査前確率）	$a+c$	T	$\dfrac{a+c}{T}$
$P(\overline{B})$	母集団全体は, 真に疾病Bを有すか, 真に疾病Bを有さないかのいずれかである. $P(\overline{B})$とは, 真に疾病Bを有さない確率である. よって$P(\overline{B})=1-P(B)$が成り立つ.	$T-(a+c)=b+d$	T	$1-\dfrac{a+c}{T}=\dfrac{b+d}{T}$
$P(A\cap B)$	検査Aの結果が陽性かつ真に疾病Bを有す確率	a	T	$\dfrac{a}{T}$
$P(A\cup B)$	$A\cup B$は2×2分割表では, a, b, cの3つのセルの要素から成る. それぞれの事象は同時に起こり得ないので, 互いに排反である. したがって「確率の加法定理」を用いればよい.	$a+b+c$	T	$\dfrac{a+b+c}{T}$
条件付き確率 $P_A(B)$	検査Aの結果が陽性と出たとき, 真に疾病Bを有する確率	a	$a+b$	$\dfrac{a}{a+b}$

🐾 ベイズの公式とベイズの定理

〈ベイズの公式〉

「確率の乗法定理」の式②, ③（130頁）より,

$$P(A)\times P_A(B) = P(B)\times P_B(A)$$

この式を変形すると, 次の「ベイズの公式」が得られる.

> **ベイズの公式**
>
> $$P_A(B) = \dfrac{P(B)\times P_B(A)}{P(A)}$$

確率論

「ベイズの公式」を疫学の観点から解釈してみよう．
- $P(A)$：スクリーニング検査Aの結果が陽性である確率
- $P(B)$：真に疾病Bを有す確率
  ⇒ 有病率（検査前確率）
- $P_A(B)$：スクリーニング検査Aの結果が陽性であるときに，真に疾患Bを有す確率
  ⇒ 陽性反応的中度（検査後確率）
- $P_B(A)$：真に疾病Bを有すときに，スクリーニング検査Aの結果が陽性である確率
  ⇒ スクリーニング検査Aの感度

〈ベイズの定理〉

「ベイズの公式」から「ベイズの定理」を導くことができる．
$B \cap A$ と $\overline{B} \cap A$ は排反であるから，$P(A)$ は加法定理より次の式で表される．

$$P(A) = P(B \cap A) + P(\overline{B} \cap A)$$

乗法定理より，$P(B \cap A) = P(B) \times P_B(A)$，$P(\overline{B} \cap A) = P(\overline{B}) \times P_{\overline{B}}(A)$ であるから，

$$P(A) = P(B) \times P_B(A) + P(\overline{B}) \times P_{\overline{B}}(A)$$

$P(B) + P(\overline{B}) = 1$（全事象の確率＝全確率）であるから，この式は「全確率の定理」を意味している（134頁）．
この式を「ベイズの公式」に代入すると，次の「ベイズの定理」が得られる．

ベイズの定理

$$P_A(B) = \frac{P(B) \times P_B(A)}{P(A)} = \frac{P(B) \times P_B(A)}{P(B) \times P_B(A) + P(\overline{B}) \times P_{\overline{B}}(A)}$$

「ベイズの定理」を疫学の観点から解釈してみよう．
- $P_A(B)$：スクリーニング検査Aの結果が陽性であるときに，真に疾患Bを有す確率
  ⇒ 陽性反応的中度（検査後確率）．
- $P(A)$：スクリーニング検査Aの結果が陽性である確率
- $P(B)$：真に疾病Bを有す確率 ⇒ 有病率（検査前確率）
- $P_B(A)$：真に疾病Bを有すときに，スクリーニング検査Aの結果が陽性である確率
  ⇒ スクリーニング検査Aの感度
- $P(\overline{B})$：真に疾病Bを有さない確率 ⇒ 真に疾病Bを有す確率 $P(B)$ の余事象
- $P_{\overline{B}}(A)$：真に疾病Bを有さないときに，スクリーニング検査Aの結果が陽性である確率
  ⇒ 真に疾病Bを有さないときに，スクリーニング検査Aの結果が陰性である確率（特異度）の余事象である．

ベイズの公式に疫学の用語をあてはめてみると，次の式のように表される．

陽性反応的中度 $P_A(B)$

$$= \frac{\text{"疾病を有す確率}P(B)\text{"} \times \text{"疾病を有すときに検査陽性である確率}P_B(A)\text{"}}{\text{"検査陽性である確率}P(A)\text{"}}$$

分母の"検査陽性である確率$P(A)$"について考える．検査陽性の人は，"疾病を有すa人"と"疾病を有さないb人"の両者からなる．したがって，"検査陽性になる確率$P(A)$"は「確率の加法定理」より，"疾病を有す人が検査陽性になる確率"と"疾病を有さない人が検査陽性になる確率"の和である．

これは数式では次のように分割できる．

$$P(A) = \frac{a+b}{T} = \frac{a}{T} + \frac{b}{T}$$

母集団全体を真に疾病を有す$a+c$人，真に疾病を有さない$b+d$人に分けると，$P(A)$は次の式のように表すことができる．

$$P(A) = \frac{a}{a+c} \times \frac{a+c}{T} + \frac{b}{b+d} \times \frac{b+d}{T}$$

この式に現れている$\frac{a+c}{T}$, $\frac{b+d}{T}$について，

$$\frac{a+c}{T} + \frac{b+d}{T} = \frac{a+b+c+d}{T} = \frac{T}{T} = 1 \quad \text{(全事象の確率＝全確率)}$$

であることから，この式は「全確率の定理」を意味している．

ここで，

$$\frac{a}{a+c} = \text{真に疾病Bを有すときに，検査結果が陽性である確率＝感度}$$

$$\frac{a+c}{T} = \text{真に疾病Bを有す確率＝有病率（検査前確率）}$$

$$\frac{b}{b+d} = \frac{\text{分母の中で検査陽性の人数}}{\text{真に疾病Bを有さない人数}} = \text{偽陽性率}$$

$$= 1 - \frac{d}{b+d} = 1 - \frac{\text{分母の中で検査陰性の人数}}{\text{真に疾病Bを有さない人数}} = 1 - \text{特異度}$$

$$\frac{b+d}{T} = \text{真に疾病Bを有さない確率} = 1 - \frac{a+c}{T} = 1 - \text{有病率}$$

であるから，ベイズの公式は次の式で表される．

陽性反応的中度

$$= \frac{\text{疾病を有す確率} \times \text{疾病を有すときに検査陽性になる確率}}{\text{疾病を有す確率} \times \text{疾病を有すときに検査陽性になる確率} + \text{真に疾病を有さない確率} \times \text{疾病を有さないときに検査陽性になる確率}}$$

$$= \frac{\text{有病率} \times \text{感度}}{\text{有病率} \times \text{感度} + (1 - \text{有病率}) \times (1 - \text{特異度})}$$

疫学における「ベイズの定理」の意義

陽性反応的中度（検査後確率）

$$= \frac{\text{有病率} \times \text{感度}}{\text{有病率} \times \text{感度} + (1 - \text{有病率}) \times (1 - \text{特異度})} = \frac{Se \times p}{Se \times p + (1 - Sp)(1 - p)}$$

この式の意義は，陽性反応的中度を有病率で表したことである．陽性反応的中度はスクリーニング検査の感度および特異度に影響を受ける．

全確率の定理

母集団全体は事象 B_1，事象 B_2，…，事象 B_i，…，事象 B_n で構成されるとする．任意の事象 B_i（$0 \leq i \leq n$）について，$P(B_i) \neq 0$ とする．このとき，事象 A に対して，次の「全確率の定理（Total Probability Theorem）」が成り立つ．

$$P(A) = \sum_{i=1}^{n} P(B_i) P_{B_i}(A)$$

「ベイズの定理」の式は，母集団全体 T を "事象 B が起こった（真に疾病を有す）" と "事象 B が起こらなかった（真に疾病を有さない）" の 2 つに分割し，"事象 A が起こった（検査陽性になる）" 確率を「全確率の定理」で表現したものである．

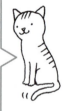

〈文献〉
1）医療情報科学研究所：サブノート保健医療・公衆衛生 2015．pp118-151，メディックメディア，2014．
2）秋山　裕：統計学基礎講義．第 2 版，pp63-76，慶應義塾大学出版会，2015．
3）Raymond BA（柳沼　壽訳）：初歩からの数学〈3〉 論理・確率とマルコフ連鎖．pp43-103，丸善出版，2015．

確率論

11 微分方程式

🐾 変数分離形の微分方程式

微分方程式は現象の変化をシンプルな数式で表したもので，自然科学や医療の分野で応用されている．微分方程式を解くことによって，現象を説明したり，それをもとに将来を予測したりすることが可能になり，対策を検討することができる．

微分方程式の基本については，大学の教養数学の参考書で学習するとよい．看護医療系の学生が扱う微分方程式としては，"変数分離形"を理解しておけばまず十分である．

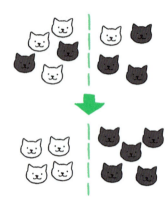

🐾 マルサスの人口モデルを表す微分方程式を解く

「マルサスの人口モデル」（114頁）を表す式は，最もシンプルな変数分離形の微分方程式である．マルサスの人口モデルをもとに，変数分離形の微分方程式の解き方を説明する．

$$\frac{dP}{dt} = \alpha P \quad (\alpha は定数) \qquad [マルサスの人口モデル]$$

P（人口）$\neq 0$ である．両辺に $\frac{1}{P}$ をかけると，

$$\frac{1}{P} \cdot \frac{dP}{dt} = \alpha$$

P は t（時刻）の関数である．両辺を t について積分する．

$$\int \frac{1}{P} \cdot \frac{dP}{dt} dt = \int \alpha dt \qquad \cdots ①$$

左辺について $f(P) = \frac{1}{P}$，$P = g(t)$ とおくと，置換積分法の公式（137頁）により，

$$\int \frac{1}{P} \cdot \frac{dP}{dt} dt = \int f(P) \frac{dP}{dt} dt = \int f(P) dp$$

となる．

$f(P) = \frac{1}{P}$ であるから，①は結局次のようになる．

$$\int f(P) dp = \int \alpha dt$$

$$\int \frac{1}{P} dp = \int \alpha dt$$

これより，微分方程式の一般解を求めることができる．

$$\log P = \alpha t + C_1 \quad (C_1 \text{は積分定数})$$
$$P = e^{\alpha t + C_1} = e^{C_1} \cdot e^{\alpha t}$$

ここで，t=0のときの人口PをP_0とする（初期条件という）．

$$P_0 = e^{C_1} \cdot e^0 = e^{C_1}$$

以上より，微分方程式の解（一般解に対して特殊解という）は次の式で表される．

$$P = P_0 e^{\alpha t}$$

このように，変数P，tを両辺に"分離"することによって微分方程式を解くことができるので，このタイプの式は"変数分離形"の微分方程式といわれている．

置換積分法を用いて解いたが，結果をみると，"dt"を文字式とみなして"形式的に"式を変形して（分母と分子で約分して）解けることがわかる．慣れてきたら，分母が0にならないことに注意して，すぐ変数分離形の微分方程式にもっていくとよい．

> **分母が0になる割り算は×**
>
> "変数分離形"の微分方程式で割り算を行うとき，分母が0にならないことを必ず確認しよう．数学では"0で割る"ことは絶対にしないよう，気をつけよう！

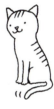

🐾 置換積分

ここでは，変数分離形の微分方程式を解くために用いた「置換積分の公式」を学習することにしよう（高校で数学Ⅲを履修した方々は既習だと思う）．このように必要となる知識を発展させていくことで，教養としての基礎数学を学習する動機づけとなる．

まず，$y = f(u)$，$u = g(x)$ がともに微分可能であるとき，

$$\frac{dy}{dx} = \frac{dy}{du} \cdot \frac{du}{dx} \quad \text{［合成関数の微分法］}$$

が成り立つことを知っておこう．ここで，

$$y = \int f(x)dx \quad \cdots ①$$

を考える．$\frac{dy}{dx} = f(x)$ であるから，$x = g(t)$ とおき，「合成関数の微分法」を用いると，

$$\frac{dy}{dt} = \frac{dy}{dx} \cdot \frac{dx}{dt}$$

$$= f(x)g'(t) = f(g(t))g'(t)$$

両辺を t について積分する．
$$y = \int f(g(t))g'(t)dt$$

$x = g(t)$ より，
$$y = \int f(x)\frac{dx}{dt}dt \quad \cdots ②$$

①,② より
$$\int f(x)dx = \int f(x)\frac{dx}{dt}dt \quad \text{［置換積分の公式］}$$

次に左辺と右辺を入れ替えた式 $\int f(x)\frac{dx}{dt}dt = \int f(x)dx$ を活用しよう．変数分離形の微分方程式の解き方を一般化すると，次のようになる．

$$f(y)\frac{dy}{dx} = g(x) \quad \text{［変数分離形の微分方程式を表す一般式］}$$

y は x の関数であり，この方程式の両辺も x の関数である．

両辺を x について積分すると，
$$\int f(y)\frac{dy}{dx}dx = \int g(x)dx$$

置換積分の公式を用いて，
$$\int f(y)dy = \int g(x)dx$$

変数 x,y を左辺と右辺に"分離"できたので，x，y の関係を求めることができる．このように，dx を文字式とみなして，"形式的に"式変形ができることがわかる．

このことを用いて，もう一度「マルサスの人口モデル」の微分方程式の式変形を考えてみよう．
$$\int \frac{1}{P} \cdot \frac{dP}{dt}dt = \int \alpha dt$$

ここで，dt を文字式とみなすと，
$$\int \frac{1}{P}dp = \int \alpha dt$$

🐾 フェルフルストの人口モデルを表す微分方程式を解く

$$\frac{dP}{dt} = \alpha P(1-kP) \ (P \neq 0, k \neq 0) \quad \text{［フェルフルストの人口モデル］}$$

$$\frac{1}{P(1-kP)} \cdot \frac{dP}{dt} = \alpha$$

左辺のような形には，部分分数の考え方がよく使われる．

$$\frac{1}{P(1-kP)} = \frac{1}{P} + \frac{k}{(1-kP)} = \frac{1}{P} - \frac{1}{P - 1/k}$$であるから，

$$\left(\frac{1}{P} - \frac{1}{P - 1/k} \right) \frac{dP}{dt} = \alpha$$

ここからは「マルサスの人口モデル」の微分方程式の解き方と同じである．

$$\int \left(\frac{1}{P} - \frac{1}{P - 1/k} \right) dP = \int \alpha dt$$

$$\log P - \log (P - 1/k) = \alpha t + C_1$$

$$\log \frac{P}{P - 1/k} = \alpha t + C_1$$

$$\frac{P}{P - 1/k} = \frac{P - 1/k + 1/k}{P - 1/k} = 1 + \frac{1/k}{P - 1/k}$$であるから，

$$\log \left(1 + \frac{1/k}{P - 1/k} \right) = \alpha t + C_1$$

$$\therefore 1 + \frac{1/k}{P - 1/k} = e^{\alpha t + C_1}$$

$$P - 1/k = \frac{1}{k(e^{\alpha t + C_1} - 1)}$$

$$P = \frac{e^{\alpha t + C_1}}{k(e^{\alpha t + C_1} - 1)} = \frac{1}{k(1 - 1/e^{\alpha t + C_1})} = \frac{1}{k - ke^{-\alpha t - C_1}} = \frac{1}{k - ke^{-C_1} \cdot e^{-\alpha t}}$$

ここで，$-ke^{-C_1} = C_2$（C_2 は定数）とおくと，

$$P = \frac{1}{k + C_2 e^{-\alpha t}} = \frac{1/k}{1 + C_2/k \cdot e^{-\alpha t}}$$

また，$1/k = \beta, C_2/k = \gamma$ とおくと，

$$P = \frac{\beta}{1 + \gamma e^{-\alpha t}}$$

このように，フェルフルストの人口モデルはシンプルな式で表されることがわかった．

〈文献〉
1）砂田利一編：チャート式数学Ⅲ．数研出版，2009．
2）泉屋周一，他：テキスト理系の数学Ⅰリメディアル数学．数学書房，2011．

索引

い
インフルエンザ予防ワクチン ……… 26
陰性反応的中度 ……… 41

え
疫学調査 ……… 23

お
オッズ ……… 21, 43
オッズ比 ……… 20, 21

か
カットオフポイント ……… 54
カプラン・マイヤー法 ……… 103, 104
介入研究 ……… 30
確率 ……… 20
　——の加法定理 ……… 124
　——の乗法定理 ……… 129
　——の定義 ……… 122
間接法による年齢調整 ……… 91
感度 ……… 37, 62, 128
観察集団 ……… 92

き
記述疫学の3要素 ……… 19
偽陰性 ……… 33, 55, 63
偽陽性 ……… 33, 55, 63
基準集団 ……… 92
寄与危険度 ……… 7, 10
寄与危険割合 ……… 7, 8
喫食調査 ……… 17

け
ケース・コントロール研究 ……… 20
検査後オッズ ……… 44
検査前オッズ ……… 44

こ
コホート研究 ……… 2

し
人口減少社会 ……… 118
人口の数理モデル ……… 114
人口ピラミッド ……… 111
人口モデルの意義 ……… 117
人年法 ……… 86
人年法による罹患率 ……… 87
条件付き確率 ……… 122, 129
食中毒の原因 ……… 16

す
スクリーニング検査 ……… 32, 54, 70
　——の基本条件 ……… 55

せ
生存分析 ……… 98
生命表の作成過程 ……… 104
成長曲線モデル ……… 116
絶対危険度減少率 ……… 27
全確率の定理 ……… 134
潜在性結核感染症 ……… 32

そ
粗死亡率 ……… 90
相対危険度 ……… 5, 6

ち
治療必要数 ……… 29
置換積分 ……… 137
直接法による年齢調整 ……… 91

て
定常人口 ... 109

と
トレード・オフ（trade-off）の関係 ... 63
同時法 ... 71
独立な試行の確率に関する定理 ... 77
特異度 ... 38, 62, 128

に
二次感染 ... 19
二重盲検試験 ... 30

ね
年齢調整罹患率 ... 95

は
判別基準値 ... 54

ひ
比 ... 21
微分方程式 ... 136
標準化死亡比 ... 90
標準化罹患比 ... 93

ふ
フェルフルストの人口モデル ... 138
フェルフルストの成長曲線モデル ... 116

へ
ベイズの公式 ... 131
ベイズの定理 ... 132
平均余命 ... 109
変数分離形の微分方程式 ... 136

ま
マルサスの人口モデル ... 114

む
無作為比較対照試験 ... 30

ゆ
有病率（検査前確率） ... 36, 84, 127

よ
余事象の確率の定理 ... 126
陽性反応的中度（検査後確率） ... 40
陽性尤度比 ... 42, 44

り
罹患率 ... 83

る
累積生存確率 ... 102
累積罹患率 ... 83

ろ
ログランク検定 ... 104
ロジスティック方程式 ... 116

わ
和事象の確率の定理 ... 123
割合 ... 21

英数字
2×2分割表 ... 123
2段階法 ... 71
HIV抗体スクリーニング検査 ... 51
ROC曲線 ... 64

【著者略歴】

安武 繁
やす たけ しげる

1960年　広島市生まれ
1985年　広島大学医学部医学科卒業
1989年　広島大学大学院医学系研究科公衆衛生学専攻修了（医学博士）
1989年　広島県可部保健所医師
1994年　広島県海田保健所長
1996年　広島県三次保健所長
1999年　広島県三原保健所長
2004年　広島県立保健福祉大学総合教育センター教授
2005年　県立広島大学保健福祉学部看護学科教授（現職）

専門分野
　公衆衛生学，地域保健医療行政，保健統計学教育

主な著書
「研修医・コメディカルスタッフのための保健所研修ノート第3版」
医歯薬出版，2014
「リハビリテーション概論―医学生・コメディカルのための手引書
改訂第2版」永井書店，2011（上好昭孝・土肥信之編，分担執筆）
「公衆衛生学入門」南山堂，1999（吉永文隆編，分担執筆）

事例問題から学ぶ
看護疫学・保健統計学
重要事項をねこそぎcheck！　　　ISBN978-4-263-23686-4

2016年12月10日　第1版第1刷発行

著　者　安武　　繁
発行者　大畑　秀穂
発行所　医歯薬出版株式会社

〒113-8612　東京都文京区本駒込1-7-10
TEL.（03）5395-7618（編集）・7616（販売）
FAX.（03）5395-7609（編集）・8563（販売）
http://www.ishiyaku.co.jp/
郵便振替番号　00190-5-13816

乱丁，落丁の際はお取り替えいたします　　印刷・あづま堂印刷／製本・皆川製本所

© Ishiyaku Publishers, Inc., 2016. Printed in Japan

本書の複製権・翻訳権・翻案権・上映権・譲渡権・貸与権・公衆送信権（送信可能化権を含む）・口述権は，医歯薬出版(株)が保有します．
本書を無断で複製する行為（コピー，スキャン，デジタルデータ化など）は，「私的使用のための複製」などの著作権法上の限られた例外を除き禁じられています．また私的使用に該当する場合であっても，請負業者等の第三者に依頼し上記の行為を行うことは違法となります．

JCOPY ＜(社)出版者著作権管理機構　委託出版物＞
本書をコピーやスキャン等により複製される場合は，そのつど事前に(社)出版者著作権管理機構（電話 03-3513-6969，FAX 03-3513-6979，e-mail : info@jcopy.or.jp）の許諾を得てください．